DES

RÉTRÉCISSEMENTS DE L'URÈTHRE

ET DE

LEUR GUÉRISON RADICALE ET INSTANTANÉE

PAR UN PROCÉDÉ NOUVEAU

LA

DIVULSION RÉTROGRADE

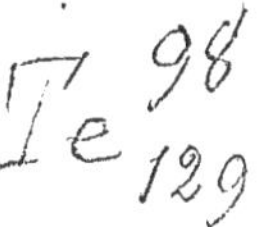

Ouvrages du même auteur.

De la Liqueur d'absinthe et de ses effets. Paris, 1860. Savy, éditeur.

De l'Emploi topique de l'huile de croton tiglium dans l'anasarque. 1864.

Du Traitement de l'orchite par les courants constants, 1869 (Revue de thérapeutique). En collaboration avec le Dr Chéron. Ad. Delahaye.

Des Services que peuvent rendre les courants continus dans l'inflammation, l'engorgement et l'hypertrophie de la prostate. En collaboration avec le Dr Chéron. (*Gazette des Hôpitaux,* 1870). Chez Ad. Delahaye.

Traitement des maladies des organes génito-urinaires de l'homme. 1 vol. avec nombreuses figures. (Sous presse.)

Paris. A. Parent, imprimeur de la Faculté de Médecine, rue M^r-le-Prince, 31.

DES

RÉTRÉCISSEMENTS DE L'URÈTHRE

ET DE

LEUR GUÉRISON RADICALE ET INSTANTANEE

PAR UN PROCÉDÉ NOUVEAU

LA

DIVULSION RÉTROGRADE

PAR

F. MOREAU-WOLF,

DOCTEUR EN MÉDECINE DE LA FACULTÉ DE PARIS,
PROFESSEUR LIBRE DE PATHOLOGIE DES VOIES URINAIRES.

Figures dans le texte

PARIS

ADRIEN DELAHAYE, LIBRAIRE-ÉDITEUR

PLACE DE L'ÉCOLE-DE-MÉDECINE

1870

En publiant ce travail, nous n'avons nullement la prétention d'avoir écrit une monographie des rétrécissements de l'urèthre. Nous nous sommes seulement efforcé, en esquissant à grands traits les points principaux de l'étude de ces affections, de faciliter la comparaison entre les divers procédés employés de nos jours et les deux seules méthodes opératoires que nous leur croyons applicables, la *divulsion rétrograde*, et, plus rarement, la *galvano-caustique-chimique*.

Paris, 1ᵉʳ août.

RÉTRÉCISSEMENTS DE L'URÈTHRE

ET DE LEUR GUÉRISON RADICALE ET INSTANTANÉE
PAR UN PROCÉDÉ NOUVEAU

LA DIVULSION RÉTROGRADE

Quand on veut étudier l'histoire des rétrécissements du canal de l'urèthre, on ne saurait manquer, au début même de cette étude, d'être frappé par les divergences énormes des différentes classifications proposées par les auteurs qui se sont occupés de ces affections.

Si les uns, en effet, comme C. Bell, les divisent d'une façon arbitraire et peu anatomique, disons-le, en 1° dilatables, et 2° non dilatables, classification qui offre au moins l'avantage d'être facilement saisie par tout le monde; d'autres, au contraire, comme Hunter et Béclard, semblent s'être donné à tâche de compliquer une question qui a besoin, au contraire, de tant de clarté et de simplicité, en décrivant, le premier, cinq modes d'obstructions du canal :

1° Rétrécissements avec altération de structure du canal ;

2° Rétrécissements mixtes avec altération de structure et spasme ;

3° Spasmodiques ;

4° Avec végétations ;

5° Rétrécissements causés par une tumeur siégeant en dehors du canal.

Le second, en les divisant en deux classes :

1° Inflammatoires ;
2° Organiques.
Ces derniers comprenant six variétés :
1° Brides ;
2° Callosités ;
3° Indurations sous-muqueuses ;
4° Ulcérations ;
5° Végétations ;
6° Varices.

Leroy d'Etiolles a été plus loin encore, en poussant, pour ainsi dire, cette classification aux dernières limites du compliqué.

Il décrit en effet neuf variétés, qui sont :

1° Rétrécissements inflammatoires ; .
2° Fongueux ;
3° Valvulaires ou rutidiques, comprenant les plaies, valvules, brides et rugosités ;
4° Fibreux, répondant aux callosités ;
5° Turgescents et érectiles ;
6° Ulcérés ;
7° Végétants, répondant aux carnosités ;
8° Variqueux ;
9° Cartilagineux.

Il semblerait pourtant qu'à défaut même des connaissances exactes que nous possédons aujourd'hui, grâce aux progrès qu'a faits dans ces dernières années, l'anatomie pathologique, éclairée par le microscope, une bonne définition des rétrécissements aurait dû suffire seule à simplifier la question et à nous épargner ces classifications compliquées et inutiles.

« Ces classifications établies, pour la plupart, sur la « forme de l'altération, la marche de la maladie et les « accidents qui la compliquent sont tout à fait arbitraires. « Elles ont le tort encore plus grand de confondre avec « les rétrécissements des altérations qui en sont essen- « tiellement distinctes. Ainsi l'inflammation aiguë et la « tuméfaction de la muqueuse de l'urèthre, de fausses « membranes déposées à sa surface, les végétations, le « développement des vaisseaux, *les contractions spasmo-* « *diques du canal,* son aplatissement par la prostate ou « toute autre tumeur développée dans le corps de la « verge, peuvent apporter un obstacle passager ou per- « manent au cours des urines, mais *ce ne sont pas de véri-* « *tables rétrécissements.* Il n'arriverait à l'esprit de personne « de décrire comme rétrécissements du larynx, l'inflam- « mation aiguë de sa muqueuse, ses polypes, le croup, « l'œdème et le *spasme de la glotte.* On ne dit pas qu'il « existe un rétrécissement du rectum quand ses sphinc- « ters se *contractent spasmodiquement* ou quand il est ob- « strué par des veines variqueuses. » (Voillemier, *Traité des maladies des voies urinaires,* p. 94.)

Nous ne saurions être de l'avis de cet auteur, lorsqu'il n'admet pas qu'on puisse donner le nom de rétrécissement du rectum ou de l'urèthre au spasme de l'appareil musculaire de ces canaux ; par cela même que nous définissons un rétrécissement, une diminution de calibre du canal, produite par les parois du canal lui-même, contractées, enflammées ou changées de nature.

Nous disions plus haut qu'une définition claire et nette des rétrécissements de l'urèthre devait suffire pour éviter l'écueil si bien signalé par M. Voillemier. Supposons, en effet, que les auteurs qui ont multiplié à l'infini les variétés de ces affections les aient ainsi définies : une diminution de calibre du canal produite, soit par une contraction spasmodique de l'appareil musculaire annexé à l'urèthre et à ses dépendances, soit par l'inflammation simple des tissus qui entrent dans sa constitution, soit enfin par la production d'un tissu nouveau privant l'urèthre de son élasticité normale en l'empêchant de céder à l'impulsion de l'urine; l'idée ne leur serait certes point venue de décrire des rétrécissements valvulaires, variqueux, végétants, fongueux, causés par une tumeur siégeant au dehors du canal, etc.

Sans entrer dans de plus amples détails, que nous interdit l'étendue de ce mémoire, disons néanmoins que, pour nous, l'on doit diviser les rétrécissements de l'urèthre en :

1° *Spasmodiques*. — Produits et par les contractions de l'appareil musculaire propre de l'urèthre, et par celle des muscles qui l'entourent, tels que les muscles de Wilson, etc. Comme l'a fait très-bien observer le regrettable Morel-Lavallée, cette lésion purement physiologique, ne laissant point de traces après la mort et pendant la vie, ne se révélant que par des signes souvent équivoques, l'existence de ces rétrécissements a pu être

plus d'une fois contestée. D'après Jarjavay, les rétrécissements spasmodiques s'expliquent par la contraction
du muscle orbiculaire, auquel cet auteur accorde la qua-
lification de *puissant*.

2° *Inflammatoires.* — Amenés forcément par l'uréthrite et spécialement par l'uréthrite aiguë. Le gonfle-
ment que nécessairement cette inflammation produit
dans les parois du canal en est la cause, sans que pour
cela les éléments anatomiques perdent leurs rapports et
leur nature.

Comme dans toute phlegmasie, des poussées inflammatoires causées par des excès de toutes sortes, et survenant dans le cours d'une uréthrite, en gonflant momentanément les parois du canal de l'urèthre apportent
un obstacle plus ou moins sérieux à l'excrétion urinaire.

Il est évident que, en vertu du vieil adage, *sublata
causa, tollitur effectus*, dès que la phlegmasie dont il est la
conséquence est éteinte, le rétrécissement inflammatoire
disparaît. Le propre de cette affection est donc d'être
éminemment fugace.

3° *Cicatriciels.* — Dans cet ordre de rétrécissement, les
parois du canal ont été divisées, soit par un agent phy-
sique, soit par une ulcération. Par conséquent, nous
trouvons ici trois ordres de causes : 1° l'inflammation
de la muqueuse du canal ou uréthrite simple, déterminant une ulcération ; 2° les ulcérations syphilitiques ;
3° les lésions traumatiques. Ces trois causes, en déterminant une solution de continuité des parois de l'urèthre,
amènent naturellement l'interposition entre les lèvres
de la plaie d'un tissu fibreux. Il est des cas où le spasme

de l'urèthre vient s'ajouter à la tuméfaction produite par une blennorrhagie ou bien par une ulcération (syphilitique ou non) de la muqueuse uréthrale ; on voit donc combien fréquentes doivent être les complications mutuelles de ces trois ordres de rétrécissements.

Cette division des angusties de l'urèthre étant admise, il nous faut maintenant, afin que l'on saisisse clairement comment agit le procédé que nous préconisons dans la cure de ces affections, expliquer d'après les données scientifiques les plus sérieuses, le mode de formation des rétrécissements de l'urèthre.

ANATOMIE PATHOLOGIQUE ET GENÈSE DES RÉTRÉCISSEMENTS
DE L'URÈTHRE.

1° *Rétrécissements spasmodiques.* — Nous ne nous étendrons pas sur les *rétrécissements spasmodiques* de l'urèthre, la connaissance que tout le monde possède des différents plans musculeux de ce canal suffit pour que l'on puisse facilement se rendre compte de leur existence et de leur façon d'être. Ce qui est avant tout important de constater, c'est qu'ils existent réellement ; aussi est ce pour nous un fait inexplicable que plusieurs chirurgiens distingués aient pu les nier. A qui en effet n'est-il pas arrivé, en pratiquant le cathétérisme, de trouver dans le canal un obstacle presque invincible qu'une syncope du malade faisait instantanément disparaître.

2° *Rétrécissements inflammatoires.* — Le *rétrécissement inflammatoire* auquel on pourrait donner, avec une certaine raison, le nom de rétrécissement par turgescence, coïncide avec la première période de l'uréthrite comme souvent aussi avec l'état chronique de cette inflammation. En se reportant aux notions premières de la pathologie générale, son mode de formation s'explique aisément.

Un des premiers phénomènes de l'inflammation consiste dans la stase circulatoire d'où résulte l'engorgement, dont l'effet immédiat est la tuméfaction de la partie congestionnée. Si la muqueuse uréthrale seule est enflammée, la tuméfaction produite n'est presque jamais suffisante pour apporter une gêne appréciable à la libre émission des urines ; mais il est rare qu'il en soit ainsi. Presque toujours, en effet, l'uréthrite affecte à des degrés divers, bien entendu, le tissu cellulaire sous-muqueux et les glandes annexes normales de la muqueuse. Si la phlegmasie est encore plus intense, tous les éléments anatomiques de l'urèthre participent à cet état congestif. La congestion est même quelquefois assez violente pour que le sang transsude des vaisseaux et forme des épanchements plus ou moins considérables dans le tissu cellulaire sous-muqueux.

En même temps un épanchement de lymphe plastique se fait, non-seulement dans le tissu cellulaire, mais encore à un degré moindre, il est vrai, dans le corps spongieux.

Si quelquefois la sécrétion, qui s'opère dans le corps spongieux, l'envahit dans toute son épaisseur, quelquefois aussi, et le plus souvent, l'épanchement de lymphe plastique n'intéresse que les couches les plus rapprochées du canal.

Quand l'uréthrite n'est ni assez intense, ni assez prolongée surtout, pour permettre aux produits morbides de s'organiser, on comprend facilement que les épan-

chements sanguins et la lymphe plastique soient résor-
bés et par leur disparition rendent, à peu de chose
près, au canal, sa perméabilité primitive.

Quant à admettre, comme beaucoup d'auteurs, que
cette terminaison de l'inflammation blennorrhagique,
sans ulcérations, puisse amener l'organisation de la lymphe plastique, et par conséquent la formation d'un tissu
analogue au tissu de cicatrice, nous ne pouvons le
faire, et en ceci nous sommes complétement de l'avis de
M. Cruveilhier, qui pense que : « nous possédons trop peu
« de faits d'anatomie pathologique, relatifs à l'état de l'urè-
« thre dans la blennorrhagie, pour résoudre la question. »
Aussi, cet écrivain est-il porté à croire que lorsqu'il y a
formation de tissu fibeux, les rétrécissements qui en
résultent succèdent à une ulcération. « Car, dans l'hypo-
« thèse d'une inflammation, il serait très-difficile de con-
« cevoir comment les effets de cette inflammation se-
« raient presque constamment limités à un seul point de
« la longueur du canal. » (Cruveilhier, *Anatomie pathologique.*)

Avons-nous besoin de dire que les rétrécissements inflammatoires, par cela même que les épanchements de
lymphe plastique peuvent occuper une seule des parois
de l'urèthre (particulièrement la paroi inférieure), va-
rient avec le degré de l'inflammation, l'abondance et le
siége de l'épanchement. Il est aussi de toute évidence que
lorsque le rétrécissement n'est constitué que par une des
parois du canal, la miction n'est pas notablement entravée, la paroi saine, suppléant par sa dilatabilité au
défaut d'élasticité de la portion atteinte.

Qu'il nous soit aussi permis de noter en passant l'altération de la vitalité des éléments élastiques et mus-

culaires de l'urèthre, lorsque l'inflammation les a atteints.

Rétrécissements cicatriciels. — Nous avons vu que les trois ordres de causes de ces rétrécissements sont : 1° les ulcérations succédant à une uréthrite ; 2° les ulcérations syphilitiques ; 3° les lésions traumatiques déterminant une solution de continuité des parois de l'urèthre.

Lorsque l'inflammation blennorrhagique, au lieu de disparaître graduellement, comme nous l'avons vu jusqu'ici, persiste, elle finit par déterminer une ou plusieurs ulcérations, siégeant presque toujours à l'orifice des foramina, situés à 4 ou 5 centimètres du méat, et quelquefois même intéressant leur cavité.

Quant aux ulcérations syphilitiques, elles occupent le plus souvent le méat et la fosse naviculaire.

Les solutions de continuité de l'urèthre, par cause traumatique, peuvent occuper tous les points de la longueur du canal, mais le plus ordinairement elles affectent les régions membraneuses et bulbeuses.

La raison toute simple de cette prédilection tient à ce que, tandis que la portion pénienne fuit devant les corps contondants et piquants, le périnée, lieu sur lequel le corps porte le plus habituellement dans toute chute pouvant intéresser les organes génito-urinaires, résiste beaucoup mieux à l'action des corps vulnérants.

Voyons maintenant quels sont les éléments pathologiques du rétrécissement cicatriciel, quels sont les tissus dans lesquels se trouvent ces altérations, et quel est leur mode de formation.

Tandis que le rétrécissement inflammatoire correspond

au premier degré de l'inflammation de la membrane muqueuse, le rétrécissement cicatriciel est le produit ultime de cette même inflammation, puisqu'il est le résultat du travail institué par les forces naturelles pour réparer la perte de substance causée par l'ulcération.

En effet, si dans le rétrécissement purement inflammatoire, les épanchements albumineux et sanguins se résorbent assez vite, au contraire, lorsque l'état morbide persiste, la lymphe plastique s'épanche en quantité souvent considérable dans les tissus sous-muqueux, spongieux et même quelquefois dans les corps caverneux. On voit alors apparaître dans l'épanchement des noyaux fibro-plastiques ou corps fusiformes qui se développent bientôt en une ou plusieurs fibres qui, selon M. Robin, ne tardent pas à former autour du canal du tissu fibreux, qui devient très-dense avec le temps, mais n'a pas de tendance à dégénérer spontanément.

Ce tissu, de nouvelle formation, fait par conséquent adhérer intimement la muqueuse aux tissus sous-jacents. Il n'est même pas rare de voir l'épaisseur du corps caverneux infiltré de ce tissu qui, très-résistant, peut aller jusqu'à donner à la partie rétrécie la consistance du bois (*Ch. Bell*).

Cette organisation de la lymphe plastique se fait avec une lenteur extrême, puisque sa présence peut ne se manifester qu'au bout de quinze ou vingt ans, mais cette lenteur n'est souvent qu'apparente, car il arrive fréquemment que les malades ne s'aperçoivent du rétrécissement qu'ils portent que lorsque le jet d'urine est réduit à sa plus faible expression.

Qu'on ait affaire à une ulcération blennorrhagique, à une ulcération syphilitique ou à une perte de substance

déterminée par une cause traumatique, le résultat est le
même : formation d'un tissu de cicatrice et pour ce, développement d'un épanchement de matière fibro-plas-
tique dans l'épaisseur des tissus situés au niveau de la
solution de continuité; or, on sait que le propre du tissu
de cicatrice est la rétractilité. Sans nous appesantir
davantage sur le mode de formation des rétrécissements de cette espèce, passons maintenant à l'interprétation du mécanisme de la rétraction des rétrécissements.

Selon M. Robin, dont l'opinion fait autorité en pareille
matière, voilà comment les choses se passent : « La ma-
« tière amorphe, interposée aux fibres du tissu nouveau,
« et les maintenant écartées, diminue de quantité et se
« résorbe peu à peu. Cette disparition graduelle s'opère
« molécule à molécule, comme tous les phénomènes de
« ce genre, et elle offre toute l'énergie que présentent
« ces phénomènes moléculaires malgré leur lenteur. De
« cette disparition de la substance interposée aux fibres
« résulte le rapprochement de celles-ci, et par suite la di-
« minution de l'étendue de la masse qu'elles forment, la
« diminution de l'intervalle qui séparait les portions de
« tissu sain en continuité de substance avec elle. Ainsi, ce
« phénomène n'a rien de comparable à la contraction des
« tissus musculaires ; il n'est point dû au raccourcisse-
« ment de fibres quelconques ; il est mécanique en quel-
« que sorte, et offre dans son énergie, sa continuité, sa
« résistance aux obstacles qu'on lui oppose, tous les ca-
« ractères de fatalité propre aux phénomènes molécu-
« laires. »

Le rétrécissement qui est le résultat d'une ulcération
blennorrhagique a plutôt tendance à gagner en surface

qu'en profondeur, tandis que les ulcérations syphilitiques du canal, au contraire, creusent plus profondément les tissus. Quant à l'angustie de cause traumatique, l'épaisseur, le siége et la direction de la cicatrice dépendent de la nature de la solution de continuité qu'elle a été appelée à combler.

Par conséquent, le tissu de cicatrice constituant un rétrécissement sera moins épais lorsqu'il aura été formé par suite d'une ulcération blennorrhagique que lorsqu'il sera le résultat de la réparation d'une ulcération syphilitique, et son épaisseur variera avec l'importance de la lésion qui aura intéressé traumatiquement les parois du canal.

Il est maintenant un fait pathologique, trop souvent méconnu par les auteurs, et dont l'importance n'échappera à personne, lorsqu'on lira l'interprétation de l'action des différents procédés, mis en usage pour obtenir la destruction des rétrécissements de l'urèthre, c'est non-seulement la vascularisation du tissu fibreux, mais encore l'état de la zone circulatoire qui entoure le noyau inodulaire constituant l'angustie, en un mot, l'hyperémie de cette zone.

FORME DE RÉTRÉCISSEMENTS. — C'est à tort que des chirurgiens du plus grand mérite ont nié l'existence des *fongosités*, des *végétations* et des *excroissances* de l'urèthre; ces productions morbides existent en effet, quoique bien rarement on ait été à même de les observer. On comprend que la présence dans le conduit urinaire, de tumeurs plus ou moins volumineuses, apporte une gêne considérable à l'émission de l'urine, mais ce ne sont pas là, à proprement parler, des rétrécissements; aussi, vu leur rareté, ne ferons-nous que les mentionner. Il est néanmoins important de dire qu'elles n'existent presque toujours que dans la région spongieuse du canal, et que leur traitement devra toujours être la cautérisation. Si l'on croit pouvoir leur attribuer une origine spécifique, alors même qu'on les aura fait disparaître par une cautérisation bien dirigée, un traitement spécial devra être institué pour éviter la formation de nouvelles tumeurs.

Les rétrécissements affectent souvent la forme de *brides* et de *valvules*. Comme les végétations et les fongosités, ces lésions ont presque toujours leur siége dans la portion pénienne du canal. L'obstacle qu'elles opposent à la sortie de l'urine est bien plutôt constitué par leur disposition que par la résistance qu'elles opposent à l'accomplissement de cette fonction. En effet, le tissu qui les constitue est presque toujours de peu d'épaisseur, et ce n'est guère que chez les vieillards qu'il a été donné de les observer formées d'un tissu dur et épais. Quant à leur disposition générale, il est impossible de la déterminer d'une façon absolue. Souvent uniques, elles constituent de véritables soupapes qui, dirigées d'avant en arrière, se laissent déprimer par le passage d'une sonde ou d'une bougie, pour se relever immédiatement après la sortie de l'instrument et pour, lors de l'arrivée de l'urine, former une barrière sérieuse. D'autres fois, ce sont des brides minces et nombreuses qui, dirigées dans tous les sens, forment un lacis inextricable, presque infranchissable pour les instruments explorateurs. C'est par l'incision, la cautérisation galvano-chimique et la divulsion rétrograde (lorsque l'on peut arriver à passer une bougie conductrice) qu'on devra attaquer ces obstacles.

Lésions anatomiques qui dépendent des rétrécissements. — La muqueuse uréthrale est toujours enflammée
en arrière d'un rétrécissement, dans une étendue variable, quelquefois considérable. Cette phlegmasie présente
différents degrés, mais presque habituellement chronique, elle détermine un écoulement catarrhal plus ou
moins abondant. Il n'est pas rare d'observer de véritables
ulcérations en arrière des rétrécissements. Cette inflammation est sans contredit le résultat de l'effort continuel
que subissent les parois de l'urèthre qui, alternative-
ment distendues et relâchées, ne peuvent manquer de
s'enflammer sous l'influence de cette cause mécanique.

La région membraneuse est presque toujours dilatée,
souvent même d'une façon considérable, ainsi que les
autres points de l'urèthre qui, selon le siége de la stricture et leur disposition anatomique, se laissent plus ou
moins distendre par l'impulsion de la colonne urinaire.

La prostate, les reins, la vessie, les uretères et même
les testicules s'enflamment fréquemment sous l'influence
des rétrécissements. Ces organes peuvent même sup-
purer, et la formation d'abcès dans leur parenchyme est
quelquefois observée. Des lésions spéciales sont en
outre le résultat des troubles si graves qu'entraîne une
gêne même légère dans l'émission de l'urine.

La prostate s'engorge, et quoique des auteurs aient
nié que cet état morbide de la glande puisse être l'effet
d'une stricture de l'urèthre, notre observation particulière nous a démontré que, bien souvent, un rétrécissement des régions spongieuses et membraneuses pré-
cédait, sinon déterminait une diminution de la circulation prostatique, et par suite un engorgement de cette

glande. Les parois de la vessie, sous la double influence et de la distension qu'elles subissent par l'accumulation de l'urine et des efforts auxquels elles sont forcées de se livrer, pour vaincre la résistance que leur offre le rétrécissement, changent de nature. Elles s'hypertrophient le plus généralement (quoique dans certains cas assez rares, on les trouve amincies et distendues), et leurs fibres musculaires développées outre mesure circonscrivent alors de véritables poches ou cellules (vessie à colonnes). L'urine qui séjourne dans le réservoir urinaire plus longtemps qu'il n'est nécessaire, ne tarde pas à s'altérer ; il se développe dans son intérieur des ferments spéciaux qui, réagissant alors sur la muqueuse vésicale, l'irritent et déterminent son inflammation, d'où catarrhe vésical, etc.

Siége des rétrécissements. — Tous les points du canal de l'urèthre peuvent être le siége d'un rétrécissement. On a pu, en effet, constater par des nécropsies nombreuses, que l'urèthre, dans toute son étendue, présentait des strictures de toutes formes et de toutes natures. Néanmoins, il doit exister, et il existe, en effet, une région du canal de l'urèthre, où les rétrécissements siégent le plus habituellement. Rien ne nous paraît mieux devoir démontrer la loi des coïncidences que la simple lecture des différentes régions, que les praticiens les plus répandus fixent comme le siége habituel des rétrécissements uréthraux.

En effet, il est d'observation journalière de voir un médecin appelé à soigner, pendant un temps souvent très-long, le même ordre d'affections se présentant sous des formes particulières et dans des conditions spéciales.

Aussi n'est-il pas étonnant que tel chirurgien décrive, d'après l'expérience qu'il a acquise dans l'exercice de son art, une lésion se comportant de telle façon, tandis qu'au contraire, le praticien auquel il a été donné de traiter la même maladie dans des conditions différentes l'expose de toute autre manière.

Tous deux ont donc raison, et pourtant une moyenne bien faite peut seule nous permettre de déterminer, d'une façon aussi absolue qu'il est possible de le faire, en se basant sur une statistique, le siége le plus commun des rétrécissements. Sans entrer dans de plus grands détails et surtout sans transcrire ici les opinions de tous les auteurs, ce qui ne saurait offrir aucun intérêt dans le cours d'un ouvrage essentiellement pratique, disons que par ordre de fréquence, les strictures uréthrales siégent :

1° Au niveau du bulbe ; 2° dans la portion pénienne ; 3° au méat ; 4° à la fosse naviculaire.

Quant aux rétrécissements que certains chirurgiens ont admis dans les régions prostatiques et membraneuses, ce ne sont pas, à proprement parler, des rétrécissements, car ils sont toujours déterminés par des lésions de la glande prostate (inflammations, abcès, hypertrophie, calculs), ou par des pertes de substance considérables, dues à des lésions traumatiques.

Si l'on consulte les ouvrages publiés, il y a une trentaine d'années, sur l'affection qui nous occupe, on verra que les rétrécissements péniens étaient, à cette époque, considérés comme très-rares. Ceci s'explique aisément par le fréquent et abusif emploi qu'on a fait, dans ces dernières années, des injections caustiques dans le traitement de la blennorrhagie. Aussi admettons-nous avec M. Phillips le réel danger que présente l'usage des remèdes de cette nature et le rôle funeste qu'on doit leur attribuer dans la production des strictures de l'urèthre.

Il est rare que le canal de l'urèthre soit obstrué en un seul point; le plus souvent il existe concurremment deux, trois et même un nombre plus considérable d'angusties. Nous avons, dans un cas, constaté 7 rétrécissements chez le même sujet, 4 dans la région pénienne, et 3 à la courbure du canal. Lorsqu'il existe plusieurs strictures, il est juste de dire qu'elles ne présentent pas toutes un obstacle également sérieux à l'émission des urines. Presque toujours, un point seul du canal constitue la barrière véritable, et les autres obstacles ne sont créés que par des brides qui cèdent facilement devant l'introduction des bougies. Quant à la longueur des rétrécissements, elle varie à l'infini, et il est important de noter qu'elle n'est nullement en rapport avec la gravité de l'affection, qui est tenue plus particulièrement sous la dépendance de la disposition qu'affecte la barrière uréthro-vésicale. Certains replis valvulaires, comme nous l'avons déjà expliqué, constituent en effet des obstacles plus sérieux que des rétrécissements fibreux étendus sur une grande surface. On trouve assez souvent des angusties d'une longueur de 1 à 1 centimètre et demi, plus rarement on en observe qui dépassent 2 centimètres. En tout cas, ce serait une erreur de croire que plus un rétrécissement offre de longueur, plus épaisses sont ses parois ; en effet, sans qu'il soit possible d'établir une règle fixe, disons que presque toujours, dans le cas où le canal est rétréci d'une seule pièce dans une étendue considérable, les tissus altérés qui forment la stricture sont étalés et présentent peu d'épaisseur.

CAUSES DES RÉTRÉCISSEMENTS. — 1° Les *rétrécissements spasmodiques* peuvent être déterminés par les causes les plus variées. En effet, on les observe souvent à la suite d'une réplétion de la vessie, lorsque après avoir ingéré une quantité considérable de boissons, on a résisté longtemps à l'envie d'uriner.

On s'expliquera facilement le mode de production de ce phénomène en se rendant compte de l'effort considérable auquel l'appareil musculaire du col de la vessie, synergiquement avec les muscles propres de l'urèthre, a été soumis pendant un temps plus ou moins long pour résister à la sortie spontanée de l'urine.

L'influence du froid, la masturbation, les excès de coït, l'irritation que produisent des tentatives infructueuses de cathétérisme, le séjour d'un calcul dans l'urèthre, et jusqu'aux impressions morales vives, telles que la peur, la colère, peuvent, en amenant une contracture de l'orbiculaire, déterminer le resserrement du canal dans tout ou partie de son étendue.

2° *Rétrécissements inflammatoires.* — Ici la cause la plus fréquente est l'inflammation de la muqueuse uréthrale, que cette phlegmasie soit déterminée par un coït impur ou par l'action d'une violence quelconque, intérieure ou extérieure, coups, chutes, introduction des instruments destinés à pratiquer la lithotritie, la cathétérisme, etc... Les injections caustiques, les cautérisations pratiquées avec des instruments *ad hoc*, sont aussi des causes fréquentes de rétrécissements, c'est donc bien à tort que des auteurs ont nié leur funeste influence.

3° *Rétrécissements cicatriciels.* — Nous avons dit en établissant notre classification des angusties de l'urèthre que cet ordre de lésions était toujours le produit d'une ulcération de la muqueuse uréthrale. Nous avons aussi expliqué que ces ulcérations pouvaient résulter de trois ordres de causes : 1° l'uréthrite ; 2° la syphilis ; 3° les lésions traumatiques de l'urèthre. Nous ne ferons donc que les citer de nouveau, sans entrer dans de plus grands détails.

On comprendra aisément que ces causes, en déterminant des solutions de continuité sans tendance à la cicatrisation, par conséquent, en produisant des ulcérations de la muqueuse uréthrale, occasionnent, par la réparation de ces mêmes ulcérations, de véritables cicatrices, douées des qualités de rétraction propres aux tissus de ce genre.

SYMPTÔMES DES RÉTRÉCISSEMENTS. — Les signes par lesquels se révèlent les rétrécissements de l'urèthre doivent être divisés en deux classes : 1° symptômes d'après lesquels les malades eux-mêmes constatent l'existence d'un obstacle à l'émission des urines et du sperme ; 2° signes fournis au chirurgien par l'exploration attentive du canal urinaire. Cette division a une importance assez grande si l'on réfléchit que le plus souvent, le malade ne vient consulter le médecin que lorsqu'il a déjà, par lui-même, constaté l'existence d'un obstacle sérieux à la miction. Le propre de ces affections est, en effet, de suivre une progression insensible, et de marcher si lentement, que ce n'est que lorsqu'on est sous le coup d'une rétention d'urine, et souvent même lorsque ce terrible accident vous y force que l'on a recours à l'intervention chirurgicale. On peut donc dire, sans risquer d'être contredit, que 9 fois sur 10 les malades porteurs d'une stricture de l'urèthre ne se décident à se faire traiter que lorsqu'il existe une gêne telle dans l'émission des urines que toutes les habitudes de la vie en sont entravées.

Pour peu que le malade s'observe (et l'on sait combien le moindre trouble dans les fonctions génito-urinaires attire l'attention sur les organes affectés), il arrive à constater, pour ainsi dire, jour par jour et heure par heure, les progrès de la maladie. Mais, d'un autre côté, comme il redoute les manœuvres nécessaires et inévitables du cathétérisme, et comme en définitive, dans l'immense majorité des cas, les strictures de l'urèthre, surtout au début, ne déterminent que peu ou point de douleur, il espère bien à tort, par des moyens insuffisants (bains et tisanes), enrayer la marche fatalement progressive de la maladie, sans être forcé de recourir à l'intervention du chirurgien.

On comprend donc, qu'avec l'habitude que donne une grande pratique, un chirurgien expérimenté peut par le récit seul que lui fait le malade, diagnostiquer l'existence, la situation et la gravité d'un rétrécissement. Il est bien entendu que ce n'est que par une exploration minutieuse qu'il peut réunir les éléments nécessaires pour traiter d'une façon rationnelle l'affection pour laquelle on vient le consulter.

1° *Symptômes observés par les malades.* — Nous avons vu plus haut que la blennorrhagie était la cause la plus fréquente de l'affection qui nous occupe, mais ce serait une erreur de croire que plus on contracte de blennorrhagies, plus on est exposé aux rétrécissements. Il n'est pas rare, en effet, d'observer des hommes avancés en âge, qui ont eu 4, 5, 6 blennorrhagies et même plus, uriner parfaitement sans la moindre trace de stricture du canal. Nous pouvons citer un homme de 68 ans, ancien militaire, qui nous dit avoir contracté plus de 10 blennorrhagies (il est arrivé à ne plus en savoir le compte) franchement aiguës, les unes ayant laissé à leur suite, pendant quelques mois, un suintement qui finissait par se tarir, les autres cédant dans un temps normal à l'emploi des moyens ordinaires, et qui n'éprouve et n'a jamais éprouvé aucune gêne à opérer la miction. Chez cet homme, les urines sont même lancées avec plus de force qu'elles ne le sont généralement chez les vieillards. Ce fait infirmerait donc l'opinion de Lallemand, qui admettait que l'aptitude plus grande avec laquelle certains malades contractent des gonorrhées, était un des signes précurseurs des rétrécissements, et qui citait à l'appui de son opinion le fait d'un malade atteint de rétrécissement, et qui croyait avoir eu 9 écoulements contagieux.

Selon nous, c'est surtout lorsque les écoulements uréthraux ont été soignés par des injections trop caustiques, qu'ils offrent le plus de chance d'être suivis d'une stricture du canal. Toutefois, nous devons reconnaître que la goutte militaire est presque toujours le phénomène initial des rétrécissements. C'est dans ce cas que souvent, à la suite d'excès de table, de coït, de masturbation, de fatigue même, tout à coup, le malade qui urinait bien la veille, est pris subitement d'une rétention d'urine. Pour Vidal, on ne devait voir dans cet accident, survenant de cette façon, que le signe d'une tuméfaction de la prostate ; quant à nous, nous croyons que si dans bien des cas, cette interprétation est juste, souvent aussi c'est par suite de la turgescence du corps spongieux (*rétrécissements par turgescence*) que la lumière du canal se trouve oblitérée. En tout cas, il est très-rare qu'un rétrécissement révèle son existence de cette manière ; le plus souvent, en effet, voici comment les choses se passent. Le premier fait qui frappe le malade n'est pas, comme on pourrait le croire, la diminution du calibre du jet de ses urines, mais bien le temps qu'il est forcé d'attendre leur sortie. On sait que pour l'homme bien portant, le sphincter vésical est à peine ouvert que l'urine sort déjà par le méat, pour le malade chez lequel un point du canal est rétréci, voici au contraire ce qu'il observe : il a parfaitement notion du relâchement des fibres du sphincter vésical et de l'accumulation de l'urine dans le canal, mais alors que dans l'état de santé, il n'était forcé de faire aucun effort conscient pour faciliter son émission, dans le cas de stricture en voie de formation, sans qu'il ait encore besoin de contracter bien violemment les muscles de l'abdomen et du périnée, il lui faut néanmoins *solliciter* sa vessie pendant un temps appréciable. Au bout de quelque temps, il s'aperçoit que les contractions ultimes de la miction se font moins énergiquement, la vigueur du *coup de piston* diminue, la vessie ne se vide pas complétement, et comme il reste de l'urine dans l'urèthre, ce liquide, obéissant aux lois de la pesanteur, mouille la chemise quelques secondes après. La maladie continuant à progresser, le jet perd d'abord de sa force, et enfin se déforme, de cylindrique qu'il était, il devient aplati, plus mince, se bifurque dans certains cas, sort en tire-bouchon dans d'autres. C'est généralement à cette période que les phénomènes douloureux commencent à apparaître. Ils ne consistent d'abord que dans un sentiment de légères cuissons, de chatouillements, de pesanteurs dans le périnée, etc...., les envies d'uriner deviennent alors plus fréquentes, le malade est forcé de se lever la nuit plusieurs fois pour les satisfaire, par cela même qu'il vide incomplétement sa vessie à chaque miction. Insensiblement, pas à pas pour ainsi dire, le jet diminue de grosseur, sa force de projection disparaît, le malade pisse (pour nous servir de l'expression vulgaire) sur ses talons ; plusieurs fois par heure, il est forcé d'uriner, et ce n'est qu'au prix d'efforts violents qui l'épuisent, en prenant les positions les plus bizarres, accroupi, couché, sur le côté, sur le ventre, en malaxant sa verge dans tous les sens, qu'il parvient à expulser quelques gouttes d'urine.

Le moment arrive enfin, où les urines ne sortant plus que goutte à goutte, l'infortuné fait de tels efforts que quelquefois les matières fécales, le sperme même, sortent en même temps que l'urine ; la face devient vul-tueuse, les yeux hagards, le front se couvre d'une sueur froide, et des accidents graves, causés par les efforts inouïs auxquels il se livre, viennent encore compliquer son état (hernies, hémorrhoïdes, chute du rectum, etc.).

C'est alors que la *rétention d'urine* vient, pour ainsi dire, mettre un terme à ses souffrances, en le forçant d'appeler un chirurgien qui, en pratiquant le cathété-risme, fait cesser les angoisses terribles qu'il éprouve.

Certains rétrécissements sont douloureux, le passage de l'urine, le coït, l'introduction de la bougie la plus fine déterminent des douleurs très-vives, mais le plus souvent, les malades ne souffrent pas, et n'était la gêne apportée à l'émission des urines ne s'apercevraient nullement de l'affection qu'ils portent.

Un des symptômes les plus pénibles des strictures uréthrales est l'*incontinence d'urine*, constituée, non pas comme nous l'avons vu plus haut par quelques gouttes d'urine venant mouiller les vêtements après la miction, mais bien par une émission involontaire des urines, diurne ou nocturne, et souvent même continuelle.

Nous avons vu que presque toujours le canal de l'urèthre est dilaté derrière la stricture ; cette dilatation est quelquefois assez considérable pour contenir dans sa cavité 30 à 40 grammes d'urine. On comprend donc que le col vésical, qui a perdu, dans ce cas, la faculté de se contracter, n'existe pour ainsi dire plus et que le rétrécissement constitue alors le véritable sphincter vésical ; le réservoir urinaire étant, par conséquent, formé de deux portions distinctes, mais se continuant l'une avec l'autre sans séparation, la vessie normale et l'ampoule uréthrale. Il s'ensuit que lorsque cette double vessie est remplie d'urine, si le malade fait le moindre effort, ce liquide vaincra facilement la résistance du col supplémentaire, ou pour mieux dire du rétrécissement, et coulera goutte à goutte ; or, comme le col supplémentaire n'est pas soumis à l'empire de la volonté, le malade sera impuissant à retenir ses urines qui viendront souiller continuellement ses habits.

Mais les troubles qu'occasionnent les rétrécissements de l'urèthre ne portent pas seulement sur l'émission des urines, l'excrétion spermatique est elle-même entravée. Le malade commence par constater que le sperme n'est plus lancé avec la même force, puis au bout de quelque temps, il n'y a plus, à proprement parler, d'éjaculation, la liqueur prolifique ne coule plus qu'en bavant, et enfin à la période ultime de la maladie, ce n'est que quelques minutes après le coït qu'elle sort ; quelquefois même ce n'est qu'avec les urines qu'on la voit apparaître.

Notons aussi qu'on a observé, avec certaines formes
de rétrécissements des régions profondes que le sperme,
au lieu de se diriger vers le gland, rebroussait chemin
et tombait en partie ou en totalité dans la vessie (J.-L.
Petit).

Il arrive pourtant qu'avec des strictures prononcées,
alors même que l'urine ne sort que goutte à goutte,
l'éjaculation se fait parfaitement. Certains malades ob-
servant que pour eux, contrairement à ce qui a lieu
généralement, l'éjaculation déterminée soit par le coït,
soit par la masturbation, rendait pour quelque temps
au canal sa perméabilité primitive, ne craignent pas de
se livrer à des excès vénériens lorsqu'ils se sentent sous
le coup d'une rétention d'urine. Nous n'avons pas besoin de dire quels effets funestes (spermatorrhée entre
autres) peuvent produire de semblables imprudences,
que malheureusement rend possible la surexcitation
produite par le rétrécissement sur les organes génitaux.

Lorsque la stricture occupe une portion assez considérable du corps spongieux, et que ce même tissu a
subi la dégénérescence fibreuse, on comprend que lors
de l'érection, il s'oppose à ce que l'urèthre suive l'allon-
gement des corps caverneux. Ce canal forme alors une
véritable corde qui tend la verge, l'incurve en bas et
rend le coït douloureux, sinon impossible.

Quant à l'urine, son séjour prolongé dans la vessie
fait qu'elle ne tarde pas à se décomposer ; elle devient
fétide, ammoniacale, des ferments de diverses natures
s'y développent, et comme le réservoir urinaire n'est
jamais vidé qu'incomplétement, le liquide qui y reste
décompose au fur et à mesure qu'elle y est versée, l'u-
rine qui vient du rein.

L'urine ainsi altérée réagit à son tour sur la muqueuse vésicale qui s'enflamme, suppure même quelquefois, d'où les cystites aiguës et chroniques, complications fréquentes des rétrécissements.

On doit avoir remarqué que quoique nous admettions l'existence des rétrécissements spasmodiques, les signes que nous venons de nous efforcer de décrire ne sont applicables qu'aux rétrécissements organiques et cicatriciels ; c'est qu'en effet, comme on l'a déjà vu au commencement de ce travail, le rétrécissement spasmodique est éminemment fugace, qu'il existera par exemple aujourd'hui d'une façon assez marquée pour déterminer une rétention d'urine complète et pour s'opposer à la progression des instruments et que demain, quelques heures, quelques minutes même après, on n'en trouvera plus trace. Toute la symptomatologie de ce genre de rétrécissements peut donc se résumer dans une gêne plus ou moins grande à opérer la miction, survenant presque toujours brusquement, sous l'influence du froid, d'une émotion vive, d'excès de coït ou de boissons, du cathétérisme, etc...

Ce qu'il est intéressant de savoir, c'est que fort communément il existe un rétrécissement spasmodique, concurremment avec une stricture organique ; le fait est même si fréquent que certains auteurs ont voulu en faire la règle générale et ont admis à tort qu'il existait toujours un spasme des parties profondes du canal, alors qu'on avait constaté d'une façon évidente l'existence d'une stricture organique dans les régions antérieures de l'urèthre.

(Fig. 1.)

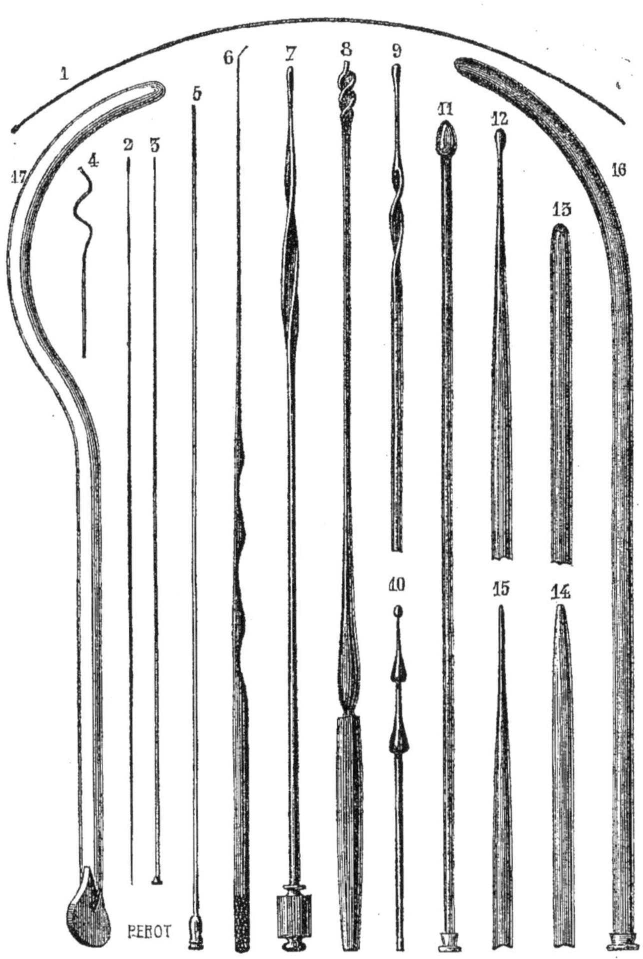

Différentes formes de bougies.

1. Bougie filiforme courbe en baleine. — 2. Bougie filiforme olivaire en baleine. — 3. Bougie filiforme conique en baleine. — 4. Bougie en spirale de Leroy (d'Étiolles). — 5. Bougie en laminaria digitata. — 6. Idem à trois saillies variées et en baleine de M. Guillon. — 7 et 9. Idem dilatatrices de Dieulafoy, en baleine. — 8. Idem en baleine à nœud en spirale, de Beck. — 10. Idem à saillies graduées en baleine. — 11 Idem exploratrice à boule conique. — 12. Idem olivaire. — 13. Idem cylindrique. — 14. Idem en cire. — 15. Idem conique. — 16. Idem cylindrique à courbure fixe. — 17. Idem en étain de Béniqué.

2° *Signes fournis au chirurgien par l'exploration du canal de l'urèthre.* — C'est à tort que certains auteurs ont écrit que la palpation du canal permettait, en faisant constater l'existence de nodosités aux points rétrécis, de diagnostiquer les strictures de l'urèthre. En effet, on comprend sans peine que si le rétrécissement siége dans la région profonde du canal, l'épaisseur des parois permettra bien difficilement de sentir l'induration qui existe à son niveau ; si on a affaire à un rétrécissement de la portion pénienne, ce ne sera qu'à la condition d'introduire un cathéter dans l'urèthre, de façon à offrir à l'induration un plan résistant, que l'on pourra apprécier et constater les nodosités de cette région ; disons donc, avec M. Phillips, que « le toucher peut aider, « mais que seul il est insuffisant au diagnostic. »

Etant donné un sujet qui se plaint d'opérer difficilement la miction, ou qui même est déjà atteint de rétention d'urine, le chirurgien doit avant tout se faire raconter les phases suivies par la maladie et les causes auxquelles le malade l'attribue, de façon à ne commencer l'exploration que lorsqu'il sera fixé en grande partie déjà sur la nature de l'obstacle qu'il est appelé à vaincre. Ceci étant fait, il procède à l'exploration de l'urèthre, en se rappelant que par les manœuvres qu'il va pratiquer le but qu'il se propose est avant tout : 1° de constater l'existence d'un obstacle s'opposant à l'émission des urines ;

2° De déterminer le point du canal où siége cet obstacle ;

3° De mesurer la longueur du point rétréci ;

4° D'apprécier le degré d'étroitesse de l'urèthre à ce niveau.

5° Et enfin d'acquérir la connaissance aussi exacte que possible de la nature et de la consistance des parois altérées du canal.

Voyons donc maintenant s'il lui est possible, grâce aux instruments qu'il a à sa disposition, à la délicatesse de son tact, et surtout à son habileté manuelle, d'arriver à un diagnostic aussi précis.

Existe-t-il un rétrécissement? Où siége-t-il? Quelle est son étendue ?

Il semblerait au premier abord que rien ne doit être plus facile que la constatation d'une stricture uréthrale, qu'elle soit spasmodique ou organique.

Généralement, en effet, on s'imagine à tort que du moment où une sonde, d'un calibre moyen, souple ou rigide, introduite selon les règles classiques du cathétérisme, arrivée en un point du canal, ne peut le franchir pour pénétrer jusque dans la vessie, il doit exister un rétrécissement. Sans nous appesantir en ce moment sur ces lésions, ne savons-nous pas néanmoins qu'une valvule prostatique, une déviation du canal produite par une hypertrophie d'un ou des deux lobes de la prostate, qu'un corps étranger introduit dans l'urèthre, qu'un gravier engagé dans ce conduit, etc., peuvent, sans qu'il y ait pour cela, à proprement parler, de rétrécissement, s'opposer à la progression des instruments. On voit donc déjà que la question n'est pas si simple qu'elle le paraît au premier moment.

Toute exploration de l'urèthre doit se faire d'abord au moyen de la bougie souple à boule conique. Tenant la verge dans une position horizontale et légèrement tendue, on commence par introduire un de ces instruments, d'un calibre moyen ; on cherche à le faire péné-

trer dans la vessie lentement, sans lui imprimer de se-
cousses, qui nuiraient à la netteté des sensations perçues par la main de l'opérateur, et si on vient à buter
contre un obstacle, on fait, avec l'ongle, sur la bougie,
au niveau du méat, une marque qui permettra,quand on
retirera l'instrument, de constater à combien de centimètres se trouve situé l'obstacle; puis, par une pression
douce et continue, on cherche à le franchir. Si l'on
parvient à vaincre sa résistance, on pousse la bougie
jusque dans la vessie; puis, on la retire à soi en notant
au passage les soubresauts et les frottements que lui
font subir les parois du canal, jusqu'à ce qu'une résistance plus grande indique que l'on est arrivé contre
l'orifice postérieur de la stricture; on fait alors une seconde marque sur l'instrument, au niveau du méat; la
différence entre les deux mesures ainsi prises, donnera
évidemment la longueur du rétrécissement.

Il est important de noter que presque toujours au niveau du bulbe la boule qui termine la bougie subit un
temps d'arrêt, et que souvent même il est difficile de lui
faire franchir cette région; on y parvient en introduisant dans son intérieur un mandrin métallique, qui,
en lui donnant une certaine rigidité, permet au chirurgien de la guider plus sûrement.

Lorsque cette première exploration a eu pour résultat
l'introduction de l'instrument, on ne s'en tient pas là;
on essaye, en se servant d'une bougie de même espèce,
mais plus volumineuse, d'arriver jusqu'à la vessie;
si l'on y parvient encore sans difficulté, il n'existe pas
de rétrécissement. Mais si le contraire a lieu, on ne
doit pas forcément en conclure que le canal de l'urèthre
est le siége d'une stricture; on doit encore, en faisant

usage d'une bougie cylindrique, conique ou à bout olivaire, se livrer à de nouvelles tentatives. Les bougies
souples à boule peuvent en effet être aisément arrêtées
par un simple repli de la muqueuse ou par une valvule,
obstacles qui se laissent effacer plus facilement par les
instruments coniques ou olivaires. L'exploration de l'u-
rèthre demande, du reste, quels que soient les instruments
employés, une finesse de tact toute particulière, qu'une
longue pratique peut seule permettre d'acquérir. Quoi
qu'il en soit, la bougie à boule fournit des signes précieux, en permettant au chirurgien de sentir nettement,
avec un peu d'habitude de ces manœuvres, les moindres
accidents du terrain qu'il explore. Quant aux instruments rigides, leur emploi demande une grande prudence, et ce n'est surtout que lorsque l'on pense qu'il
peut exister une déviation du canal produite par une
affection de la prostate (engorgement, hypertrophie,
valvule du col, etc...) qu'on doit y avoir recours.

Quand, par suite des données que l'on possède sur la
marche et les causes probables de la maladie, on sup-
pose que l'instrument est arrêté par un spasme simple
des parois musculaires de l'urèthre, on peut recourir au
chloroforme en inhalations, ou aux applications to-
piques des préparations belladonées et opiacées. On
peut encore, et l'on réussit souvent par ce moyen à
vaincre le spasme, tenir simplement le cathéter appuyé
contre la stricture pendant quelques minutes, sans lui
imprimer de mouvements d'aucune sorte; il n'est pas
rare de voir par ce procédé un instrument volumineux
pénétrer jusqu'au réservoir urinaire, lorsqu'on s'était
efforcé préalablement en vain, pendant un temps relativement très-long; d'y faire arriver une bougie fili-

forme. On devra, dans ce cas, employer un instrument d'un calibre moyen, condition presque absolument nécessaire pour réussir.

Nous venons de voir, par ce qui précède, qu'il est possible, avec un peu d'habitude, de constater l'existence d'un rétrécissement, de déterminer le point de l'urèthre qu'il occupe, et enfin de mesurer l'étendue de la lésion. Nous allons maintenant décrire les procédés mis en usage pour apprécier son degré d'étroitesse et la nature des tissus qui le constituent.

Une fois l'existence d'une stricture uréthrale constatée d'une façon précise au moyen de la bougie à boule, on doit chercher à se rendre compte de l'étroitesse du point rétréci. On se sert à cet effet de bougies en gomme cylindriques, coniques ou à bout olivaire de préférence ; on commence par essayer de franchir la stricture avec un instrument d'un calibre moyen ; si l'on ne peut y parvenir, on descend l'échelle de la filière métrique jusqu'à ce qu'on arrive à introduire une bougie, qui, à la condition d'être serrée dans la stricture, indiquera parfaitement son calibre.

Mais souvent, par suite de la disposition particulière de l'orifice antérieur du rétrécissement, on éprouve les plus grandes difficultés à introduire une bougie, quelque fine qu'elle soit ; quelquefois même on ne peut y parvenir, et pourtant l'urèthre n'est que médiocrement rétréci, et si la vue pouvait servir d'auxiliaire, un instrument volumineux s'engagerait facilement et dépasserait même le rétrécissement.

Ce fait tient à ce que très-souvent, l'orifice de la stricture n'est pas dans l'axe du canal, et que par conséquent, le bec de l'instrument en suivant forcément une

direction centrale vient toujours buter contre une cloison
qui semble imperforée. C'est dans ce cas que les bougies
en cire molle, ou mieux encore le porte-empreinte de
Ducamp, composé d'une sonde en gomme, à tige gra-
duée, dont l'extrémité pénétrante est constituée par un
pinceau de soie trempé dans de la cire, qu'on ramollit
entre les doigts au moment de l'employer, rendent les
plus grands services.

(Fig. 2.)

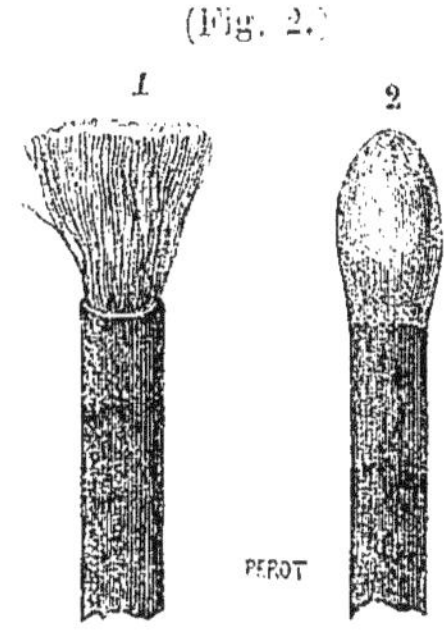

Porte-empreinte de Ducamp.

1. Pinceau de soie.
2. Le même empâté de matière emplastique.

Voici de quelle façon on se sert de ces instruments
explorateurs : la cire étant suffisamment ramollie, on
introduit le porte-empreinte jusqu'à l'obstacle, là, par
une pression modérée mais continue, on cherche pour
ainsi dire à y imprimer les creux et les reliefs formés
par la stricture ; au bout de deux ou trois minutes de
cette pression, on retire l'instrument explorateur, en
ayant soin de conserver les rapports qu'il occupait lors
de son introduction, afin de ne pas être exposé à se
tromper, en attribuant les signes qu'on trouve impri-
més sur la matière emplastique à la paroi supérieure du
canal, lorsqu'au contraire, c'est la paroi inférieure qui
les a déterminés.

(Fig. 3.)

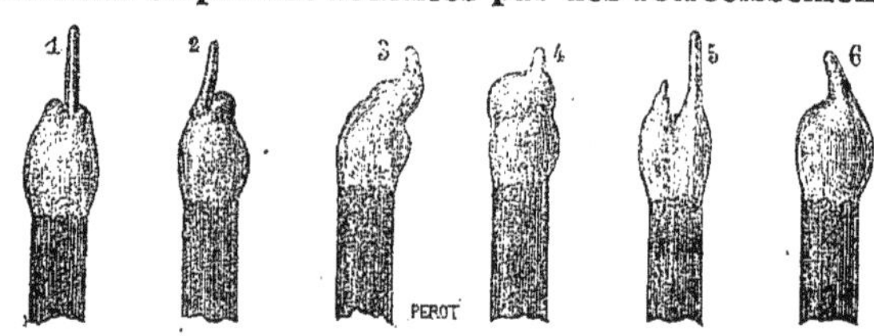

Sonde exploratrice appliquée à un rétrécissement.

1. Surface interne du canal.
2. 2. Le rétrécissement.
3. Portion de cire qui a pénétré dans l'ouverture de l'obstacle.
4. La cire à mouler.
A droite, résultat de l'opération.

Les figures ci-contre que nous empruntons à l'ouvrage de Ducamp, permettront de saisir mieux que toutes les explications que nous pourrions en donner, le mode d'emploi et les services que peuvent rendre ces instruments.

(Fig. 4.)

Diverses empreintes fournies par des rétrécissements.

Dans ces dernières années on a eu, selon nous, le grand tort de rejeter presque absolument ce mode d'exploration des rétrécissements. Il est juste de dire que ce n'est qu'avec une grande habitude du maniement de cet instrument qu'on en obtient de véritables services, mais, comme en définitive, c'est à peu près avec l'endoscope d'un emploi si difficile et si douloureux souvent, le seul moyen que nous ayons à notre disposition de déterminer, dans certains cas, la position de l'embouchure d'une stricture, on doit s'exercer à son emploi, assuré qu'on peut être, au bout d'un certain temps, d'en obtenir des signes précieux.

Quant aux bougies de cire molle, elles ne nous ont donné que des signes bien plus infidèles encore que ceux fournis par la sonde de Ducamp, au point de vue du diagnostic du siége de l'ouverture antérieure du rétrécissement : mais où elles sont utiles, c'est lorsque l'on peut les introduire complétement dans la stricture, elles rapportent alors des empreintes latérales ou circulaires, dont l'observation attentive peut éclairer le diagnostic.

Il est très-important de savoir que si la couche de cire qui recouvre la bougie est trop considérable, on peut être exposé à laisser dans le rétrécissement une sorte de bouchon, qui peut déterminer une rétention d'urine ; on devra donc, pour éviter cet accident, n'employer que des instruments d'un calibre tel qu'ils passent facilement dans le rétrécissement sans y être serrés.

Nous voici enfin arrivés à un des points les plus intéressants du diasgnostic des strictures de l'urèthre, c'est-à-dire à la détermination de la nature de la lésion :

1° Etant donné une barrière uréthro-vésicale, peut-on dire si l'on a affaire à un rétrécissement spasmodique, inflammatoire ou cicatriciel ?

2° Les instruments employés donnent-ils des sensations assez précises pour qu'il soit possible d'établir un diagnostic complet ?

Le diagnostic du spasme de l'appareil musculaire de l'urèthre et de ses dépendances est relativement facile. Un obstacle de cette nature ne siége presque jamais que dans les régions profondes du canal, et l'usage des bains, des inhalations de chloroforme et des préparations opiacées, en amenant, comme nous l'avons vu, la cessation de la contracture, permet bien vite l'introduction des cathéters.

Quoique quelques auteurs aient admis qu'un spasme de l'urèthre pouvait persister des heures entières, nous devons dire que jamais nous n'en avons observé qui durassent assez longtemps pour nous permettre une erreur de diagnostic; l'usage des moyens si simples, mis en usage journellement, nous a toujours permis d'arriver à élucider la question.

Bref, pour nous résumer, disons que chaque fois que chez un malade, on soupçonnera l'existence d'un spasme uréthral, on devra le plonger dans un grand bain, dans lequel on le maintiendra le plus longtemps possible, on aura préalablement pratiqué sur le bas-ventre, le périnée, les aines et la partie supérieure et interne des cuisses, des frictions et des onctions abondantes avec le liniment suivant ou tout autre analogue :

℞ Baume tranquille.	60 grammes.	
Extrait de belladone.	} āā 3 —	
— jusquiame.		
Chlorhydrate de morphine. . . .	0 gr. 30 centig.	
Chloroforme.	10 grammes.	
Laudanum de Rousseau.	8 —	
Mêlez.		

Ce liniment nous a maintes fois rendu de grands services, en faisant cesser des spasmes uréthraux qui avaient résisté aux bains, à des applications de sangsues et à tout le cortége des médicaments usités en pareille occurrence.

Enfin, si malgré l'usage de tous ces moyens, au bout d'un certain temps, on ne peut pénétrer dans la vessie, c'est qu'il existe dans l'urèthre une barrière organique, formée soit par une tuméfaction simple des parois du canal, soit par une altération plus profonde de leurs tissus. Ici l'étude de la marche de l'affection peut seule, à peu de chose près, élucider la question ; dans certains cas néanmoins, les sensations perçues par le chirurgien lors des tentatives de cathétérisme, lui permettent de se former une idée assez précise sur la nature de l'obstacle, mais ce serait à tort qu'on chercherait à formuler des signes sur la précision desquels on ne saurait compter.

Le malade fait-il remonter le début des troubles de la miction à moins d'un an, et la gêne qu'il éprouve dans l'émission de ses urines a-t-elle succédé à une uréthrite normale, on peut juger que le rétrécissement est de nature inflammatoire. Si au contraire la dysurie a succédé à une blennorrhagie intense, remontant à plusieurs années, à un écoulement uréthral persistant, si la constitution a été atteinte par la syphilis, ou si enfin c'est à la suite de violences extérieures plus ou moins graves exercées sur les voies urinaires, que la maladie a fait son apparition, on a tout lieu de supposer que les tissus ont été altérés profondément, et qu'il existe une dégénérescence fibreuse des parois du canal.

Il ne faudrait pas s'imaginer que les strictures qui se laissent le plus facilement dilater soient de nature purement inflammatoires, c'est au contraire le plus souvent lorsque le rétrécissement est cicatriciel qu'il se laisse distendre momentanément par les bougies, quitte à reprendre au bout d'un temps plus ou moins long son calibre primitif. C'est dans des cas semblables qu'on observe ces faits si fréquents de strictures se laissant vaincre en apparence au début du traitement par la dilatation progressive, et qui tout à coup, à un moment donné, ne permettent plus d'une façon absolue l'introduction d'un instrument d'un sixième de millimètre plus volumineux.

On traite par exemple une stricture de l'urèthre au moyen des bougies en étain de la filière Beniqué, on est arrivé aisément à passer le n° 30, et subitement dans la même séance de dilatation, on ne peut introduire le n° 31 ; c'est qu'alors on est parvenu à la limite extrême de distension, de l'anneau fibreux qui constitue la coarctation et qu'on ne saurait aller plus loin sans déchirer un tissu de nature si peu extensible. Aussi, n'est-ce que momentanément qu'on a élargi la voie : petit à petit, par ses propriétés spéciales de rétractilité, l'anneau fibreux revient sur lui-même et ne tarde pas de nouveau à rétrécir le canal de l'urine.

Il est bien entendu, comme nous l'avons déjà dit, que les complications mutuelles des trois ordres de rétrécissements, font que, dans certains cas, on a à lutter à la fois, et contre la contraction spasmodique de l'urèthre et contre les divers degrés de l'inflammation des parois du canal.

APPRÉCIATION DES DIVERS PROCÉDÉS EMPLOYÉS POUR GUÉRIR LES RÉTRÉCISSEMENTS. — Nous devons maintenant comparer entre eux les divers procédés employés de nos jours pour détruire les strictures uréthrales. Nous démontrerons ensuite, dans la mesure de nos forces, que nul procédé parmi ceux dont il est fait actuellement usage ne réunit les avantages de la divulsion rétrograde : in-

stantanéité et certitude du résultat, douleur insignifiante, précision, et, grâce à certaines précautions, innocuité dans la généralité des cas. Certaines méthodes
de traitement, après avoir eu de fervents adeptes, sont
aujourd'hui abandonnées ; aussi, croyons-nous inutile
d'entrer dans de grands détails à leur sujet et ne ferons-
nous que les mentionner.

Les trois grandes méthodes fondamentales du traitement des rétrécissements de l'urèthre sont : 1° la *dilatation*, comprenant la *divulsion ;* 2° la *cautérisation ;*
3° l'*uréthrotomie ;* quant à l'*excision*, ce n'est en définitive qu'un procédé opératoire exceptionnel, applicable
seulement à des strictures rebelles à tous les autres
modes de traitement, et qui certainement n'est pas mis
en usage 1 fois sur 1,000 cas de strictures.

DILATATION. — La dilatation est permanente ou temporaire, lente ou rapide, progressive ou brusque. Elle
s'exécute au moyen de sondes ou de bougies souples ou
rigides et d'instruments spéciaux, appelés dilatateurs.

La condition *sine qua non* de son emploi est évidemment la possibilité de franchir le point rétréci et de pénétrer jusque dans la vessie.

A. La *dilatation permanente*, autrefois très-employée,
n'est plus usitée que dans certains cas spéciaux très-
rares et par un très-petit nombre de chirurgiens. Elle
consiste dans l'introduction dans l'urèthre d'un instrument, souple ou rigide, qu'on laisse séjourner dans le
canal pendant un temps plus ou moins long. Il est bien
entendu que ce n'est que lorsque l'instrument employé
est très-peu volumineux qu'on peut se servir d'une
bougie et la laisser à demeure, sans risquer d'entraver

le cours de l'urine , ce liquide pouvant alors filtrer entre la bougie et les parois du canal ; aussi pour retirer des fruits de l'emploi de cette méthode, doit-on faire usage de sondes au lieu de bougies, afin d'éviter l'irritation inévitable que produirait à la longue le passage réitéré d'un instrument que le malade serait forcé pour uriner de retirer et d'introduire plusieurs fois par jour. S'il est juste de dire que l'on peut, par l'emploi de la dilatation permanente, arriver à détruire des rétrécissements considérables, il est important aussi de prévenir que, par cette méthode, on détermine la plupart du temps des accidents douloureux et graves au point de compromettre l'existence des malades. Douleurs intolérables, accès fébriles, accidents nerveux, écoulement uréthral abondant, ulcérations de la muqueuse et retentissements inflammatoires sur les testicules, la prostate et la vessie, etc., etc., tels sont les principaux désordres qui ont fait rejeter cette méthode, malgré les succès évidents qu'elle a pu compter. Quoi qu'il en soit, dans bien des circonstances, lorsqu'une bougie filiforme a été introduite à grand'peine, et que la stricture la maintient serrée contre ses parois, on obtient du jour au lendemain, en la laissant à demeure, une dilatation qui permet d'introduire un instrument plus volumineux. C'est dans ce cas qu'il faut recommander au malade de faire des efforts pour uriner par-dessus la bougie, il est rare qu'il ne puisse y parvenir, et par cela même qu'il ne dilate la stricture d'une façon très-appréciable. Nous n'avons pas besoin d'ajouter que si l'on a la malencontreuse idée d'employer des sondes rigides, les accidents que nous avons notés plus haut n'en seront que plus graves et plus inévitables.

B. La *dilatation temporaire, progressive, lente*, est la méthode de traitement la plus employée, par cela même qu'elle est le plus souvent d'un usage facile, et que n'étant applicable qu'aux rétrécissements les plus simples et ne demandant pas dans ce cas une habileté spéciale, elle est à la portée de tous.

Comme son nom l'indique, ce mode de traitement consiste dans l'introduction momentanée dans l'urèthre d'instruments, souples ou rigides, d'un volume de plus en plus considérable.

Ce qui séduit au premier abord dans la dilatation lente, progressive, c'est le peu de dangers que semble offrir son emploi, à la condition, bien entendu, d'être mené avec prudence. Combien de malades néanmoins n'a-t-on pas vu contracter des accès fébriles intenses par suite de l'introduction d'une simple bougie, et lors même que cette introduction avait été faite par des mains habiles. Nous n'aurons besoin, pensons-nous, que de transcrire ici deux faits cités par Morel-Lavallée, pour refroidir l'enthousiasme de ceux qui s'imaginent que la dilatation lente et progressive est exempte de tout danger. L'épigraphe de tout livre sur les voies urinaires devrait être la suivante : *Chaque fois qu'un instrument, quelque innocent qu'il paraisse être, est introduit dans l'urèthre d'un homme, même sain, il y a danger de mort pour lui.*

Morel-Lavallée cite dans sa thèse d'agrégation les observations suivantes : « Un malade, dans le service d'A. Bérard, après l'introduction d'une simple bougie, étant sorti pour uriner, mourut subitement quatre heures aprés le cathétérisme. »

« Dans le service de Velpeau, à la visite du soir, un

interne sonde un malade, qui, le lendemain, succombait dans la journée à une congestion générale des poumons. »

Tout le monde sait de quelle façon on procède pour dilater un rétrécissement par ce procédé. On s'efforce d'abord, par des tentatives prudentes, de faire pénétrer dans l'urèthre jusqu'à la vessie, une bougie quelque fine qu'elle soit. Ce résultat obtenu, on la laisse en place deux, trois, cinq ou dix minutes, quelquefois plus ; on essaye alors d'introduire un instrument plus volumineux, soit dans la même séance, si la sensibilité du canal le permet, soit le lendemain ou seulement deux ou trois jours plus tard. Enfin, progressivement, lentement, très-lentement même, on finit graduellement par augmenter le calibre des bougies, jusqu'à ce que l'on soit arrivé (point qu'il ne faut jamais dépasser) à une dilatation de 8 millimètres.

Ce résultat ne s'obtient le plus souvent que grâce à la patience la plus grande de l'opérateur et de l'opéré, et la plupart du temps ce n'est qu'au bout de trois, quatre ou six mois, quelquefois plus, que le canal est suffisamment dilaté. Les déboires de toutes sortes attendent, dans le cours de ce traitement, chirurgien et malade ; un jour, par exemple, on ne peut introduire un numéro, qui, la veille, passait facilement, on est alors forcé de redescendre l'échelle de la filière, gagnant du terrain un jour et en perdant un autre. Dans le cours du traitement, on observe quelquefois des poussées inflammatoires, qui, en venant momentanément diminuer le calibre de l'urèthre, sont souvent assez intenses pour déterminer des rétentions d'urine. Nous ne parlerons que pour mémoire des accidents de toute nature qui peuvent entraver le cours du traitement, et qui, en interdisant pendant quelque temps toute tentative de cathétérisme, éloignent d'autant la guérison. Il est bon de savoir, en suivant cette méthode, que dès que l'on ne gagne plus de terrain on en perd ; aussi, quand on est arrivé à passer une bougie d'un calibre moyen, et qu'il est impossible en insistant pendant plusieurs jours d'en introduire une plus volumineuse, doit-on renoncer à la dilatation progressive et recourir à un autre mode de traitement.

On arrive certainement par ce procédé à rendre momentanément au canal, à peu de chose près, ses dimensions primitives ; mais, le plus souvent, un an ne s'est pas écoulé que la stricture s'est reformée, à moins que le malade ne se soit assujetti, et combien peu de malades ont cette patience, à se passer une bougie tous les huit ou quinze jours. Somme toute, en faisant la part des avantages et des inconvénients de la dilatation progressive lente, on voit que si ce mode opératoire, en apparence expose peut-être moins le malade à des accidents que d'autres procédés, il peut néanmoins déterminer des complications très-graves, et que par sa durée et le manque de persistance des résultats obtenus, il est loin de constituer le *nec plus ultra* du traitement des strictures uréthrales.

Quant aux indications de son emploi d'après la nature du rétrécissement, disons qu'il fait cesser souvent les contractions spasmodiques de l'appareil musculaire de l'urèthre et s'oppose à leur récidive.

Dans les rétrécissements cicatriciels, traumatiques ou autres, il n'agit que sur l'élément inflammatoire en le modifiant parfois avantageusement. Quant au tissu fibreux, qui paraît quelquefois céder à son usage, il ne tarde pas, dès qu'on cesse l'introduction des bougies, à revenir sur lui-même. Mais où l'on réussit par l'emploi de la dilatation lente progressive à guérir les strictures uréthrales, c'est lorsqu'on a affaire à des angusties par turgescence simple, et lorsqu'il n'existe que peu ou point de douleur, condition importante de réussite, car si la sensibilité de l'urèthre est exagérée le passage des instruments ne tarde pas à produire des spasmes violents et pénibles à endurer.

Il résulte donc de ce qui précède que les indications de la dilatation lente, progressive, sont très-restreintes, et qu'à moins d'avoir à traiter une stricture de nature purement inflammatoire, prise au début de sa formation, on ne peut espérer, en employant cette méthode, guérir ces affections radicalement et sans dangers (1).

C. *Dilatation temporaire, progressive et rapide.* — Pour dilater par cette méthode les strictures uréthrales, on emploie des bougies métalliques, en étain ou en acier, courbes ou même droites, comme le font encore quelques chirurgiens. Tandis que les sondes et les bougies ordinaires sont généralement graduées par tiers de millimètre, le calibre de celles dont il est fait usage pour opérer la dilatation progressive et rapide, progresse par sixième de millimètre, ce sont en un mot les instruments gradués selon la filière de Béniqué, quoique bien peu de praticiens agissent encore selon les règles

(1) «La dilatation expose à l'inflammation de l'urèthre, de la prostate, de la vessie, à des abcès du périnée, à la gangrène du col et même à la perforation du réservoir urinaire.» (Morel-Lavallée, loc. cit.).

tracées par lui. En effet, si Béniqué mettait souvent deux mois et plus pour arriver du n° 1 au n° 60 de sa filière, et pratiquait par conséquent (à proprement parler) de la dilatation lente, progressive, on est loin d'agir actuellement de cette manière tout en se servant de ses bougies d'étain, dont la forme, le poli et le poids facilitent de beaucoup les manœuvres opératoires.

On introduit d'abord le premier numéro, mais il est rare que d'emblée on puisse parvenir à le passer, aussi, presque toujours est-on forcé de lui préparer la voie avec des instruments flexibles, mais dès qu'il est possible d'arriver dans la vessie avec la bougie métallique, dans une même séance, en tenant compte des sensations douloureuses éprouvées par le malade, et de la résistance que présente la coarctation, on introduit successivement 2, 3, 4, 5, 6 et 7 bougies. La graduation presque insensible des instruments permet que ce fait soit possible et qu'il n'ait pas les inconvénients que pourrait offrir le passage aussi répété de bougies, graduées seulement par tiers de millimètre. Le lendemain et les jours suivants, on continue la dilatation en opérant de la même manière, mais en ayant toujours soin de commencer la séance par un instrument d'un volume inférieur d'un ou deux numéros à celui qui a été introduit le dernier. On comprend que si le canal s'y prête, il suffit de quelques jours de dilatation pour rendre à ce conduit son diamètre normal ; mais le plus souvent il n'en est pas ainsi, et de même que dans la dilatation lente, progressive, tout à coup, sans causes appréciables, le canal se refuse à l'introduction d'un instrument plus volumineux. Si l'on veut quand même arriver à franchir l'obstacle on s'expose, en violentant l'urèthre, à faire

des fausses routes, ou à déterminer des accidents sérieux, aussi vaut-il mieux agir avec prudence et attendre
quelques jours que le spasme uréthral soit passé ou que
la poussée inflammatoire ait disparu ; on recommence
alors, en descendant de quelques numéros, à pratiquer
la dilatation, et si malgré tout on ne parvient pas à
vaincre sans violences la résistance du rétrécissement,
on doit renoncer à ce procédé.

Pour obtenir de favorables résultats en employant
cette méthode de dilatation, il est de toute nécessité que
le passage des instruments ne détermine aucune douleur, et que l'introduction de la bougie se fasse aisément,
sinon on ne fera rien qui vaille, en détruisant un jour
le chemin qu'on aura tracé la veille.

Quant aux avantages qu'on retire de cette méthode,
nous ne saurions en signaler aucun, car les résultats
obtenus sont tout aussi passagers, mais plus fugaces encore que ceux que produit la *dilatation lente*.

Quant aux inconvénients, ils sont les mêmes dans les
deux cas comme on peut le supposer, et leur fréquence
plus grande dans la dilatation rapide s'explique aisément
par les manœuvres exercées sur l'urèthre dans un temps
très-court. En tout cas, ce ne sera jamais que par les
soins d'un chirurgien excessivement prudent et habile,
que la dilatation progressive rapide pourra donner de
bons résultats, car la moindre fausse manœuvre pratiquée avec des instruments rigides expose à des complications terribles.

D. *Dilatation forcée.* — Procédé barbare dû à Mayor
(de Lausanne), complétement abandonné aujourd'hui,
après avoir produit une grande sensation lors de son

apparition, et avoir eu de nombreux partisans. Il nous
suffira de transcrire ici quelques passages du livre pu-
blié en 1838 par son inventeur pour qu'on saisisse combien cette méthode était paradoxale et dangereuse :

« Plus le rétrécissement est prononcé et opiniâtre,
« plus l'urèthre offre de difficultés au cathétérisme, et à la
« libre excrétion des urines, plus aussi j'ai soin de m'ar-
« mer d'un cathéter de plus en plus volumineux. »(Mayor
(de Lausanne.) *Cathétérisme simple et forcé.*)

Et plus loin :

« J'appuie sur le rétrécissement en faisant des mou-
« vements de vrille comme un artisan poussant un poin-
« çon dans le trou trop étroit d'un cuir épais. »

E. *Dilatation brusque.* — C'est à tort que les auteurs des
différents dilatateurs se sont imaginé que par l'emploi
de leurs instruments ils ne faisaient seulement que dilater le point rétréci du canal. Ce n'est que lorsqu'on a
affaire à un rétrécissement inflammatoire pris tout à fait
au début (ce qui est bien rare), alors qu'il n'y a encore
aucune organisation de la lymphe plastique, que l'on peut
espérer en se servant de ces instruments, dilater sans les
déchirer les parois du point rétréci du canal. Néanmoins
tous les chirurgiens qui ont fait construire des dilatateurs
ont cru pouvoir affirmer qu'ils ne faisaient que dilater la
stricture, et la question était si mal connue à cette époque,
qu'on a laissé passer sans la contredire, cette affirmation
si contraire pourtant aux résultats de l'observation.
Comment admettre en effet, que si l'on parvient à détruire radicalement une stricture cicatricielle de l'urèthre, par l'usage d'un instrument qui écarte avec force
ses parois, on puisse obtenir ce résultat par la dilatation

pure, sans déchirer un tissu aussi résistant que le tissu fibreux qui constitue la coarctation.

L'hémorrhagie qui, quelque peu abondante qu'elle soit, succède toujours à l'emploi des dilatateurs mécaniques, aurait dû pourtant démontrer que ce n'était qu'au prix d'une déchirure qu'on parvenait à rendre au canal son calibre normal.

En outre, comment pourrait-on expliquer que par l'emploi des divers dilatateurs on parvienne à vaincre, sans les rompre, des angusties qui ont résisté à la dilatation lente progressive, poussée jusqu'aux dernières limites de l'extensibilité du tissu propre du rétrécissement.

D'un autre côté, comment admettre qu'il soit possible, en se servant d'un dilatateur quelconque, d'agir avec une précision assez grande pour ne jamais dépasser les limites de dilatabilité du canal rétréci, quand on sait si bien qu'il est presque impossible de déterminer jusqu'à quel degré on peut porter cette dilatation sans s'exposer à rompre les parois du rétrécissement.

Ce qu'il n'est pas possible de faire en employant la dilatation progressive au moyen des bougies graduées, peut-on espérer rationnellement y parvenir avec un instrument brutal, si nous pouvons nous exprimer ainsi, ne donnant à la main de l'opérateur aucune des sensations si nettes, perçues par lui lorsqu'il se sert de bougies?

Par conséquent, pour nous, tous les dilatateurs quels qu'ils soient, à moins d'être employés d'une façon insuffisante, ne produisent la destruction des strictures uréthrales qu'à la condition de déchirer les tissus qui les constituent, et ce n'est que dans le cas de rétrécissement

par turgescence que ces instruments arrivent à vaincre
la stricture en opérant simplement une dilatation.

Il existe un très-grand nombre de dilatateurs, dont
quelques-uns fort ingénieux; tous ces instruments dé-
rivent de deux types, qui constituent des instruments
nouveaux par les modifications plus ou moins importantes au point de vue de leur mode d'action qu'ont
cru devoir y apporter les auteurs dont ils portent le
nom.

Fig. 5.

Fig. 5. — Dilatateur de Montain (de Lyon).

A et *B*. Valves à charnière glissant l'une sur l'autre par le moyen
de l'écrou,
D qui, attirant une des branches, fait lever le levier *C*.

Premier type. — Deux valves métalliques
parallèles droites ou courbes, réunies par plusieurs petites lames articulées, qui, couchées
lors de la fermeture du dilatateur, se relèvent,
quand, au moyen d'une vis de rappel, on fait
glisser les deux valves l'une sur l'autre (les
dilatateurs de MM. Michéléna, Rigaud (de
Strasbourg), Montain (de Lyon), Civiale, Maisonneuve, etc. ; appartiennent à ce premier
type.

Second type. — Cathéter droit ou courbe,
divisé, dans sa longueur, en deux ou plusieurs
branches, plus ou moins longues, qui s'écartent directement sous l'impulsion d'un mandrin plus ou moins volumineux, introduit

entre elles (dilatateurs de MM. Perrève, Holt, Holt modifié par Moreau-Wolf, Charrière). L'écartement des

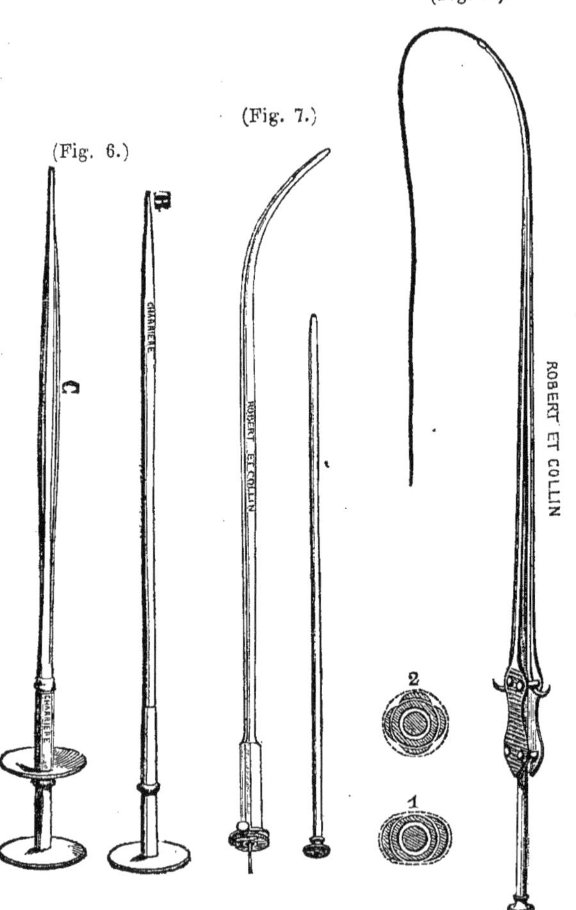

Fig. 6. — **Dilatateur de Charrière**, composé d'un fourreau élastique *C*, à trois branches, dans lequel on insinue, suivant le besoin, un mandrin *B*, de dimension variable, dont on augmente le volume à volonté.

Fig. 7. — **Dilatateur de Perrève**, et un de ses mandrins.

Fig. 8. — **Dilatateur de Holt, modifié par Moreau-Wolf.**

1. Coupe de l'instrument primitif de Holt, à 2 valves, formant un ovale par l'introduction du mandrin.

2. Coupe de l'instrument modifié, à 4 valves, formant un cercle, sauf les intervalles des valves.

lames peut encore être produit par le moyen d'une vis
de rappel qui tend à rapprocher la partie pénétrante
de la partie manuelle de l'instrument (dilatateurs de
Leroy (d'Etiolles), Ségalas, Vergne, etc.).

(Fig. 9.)

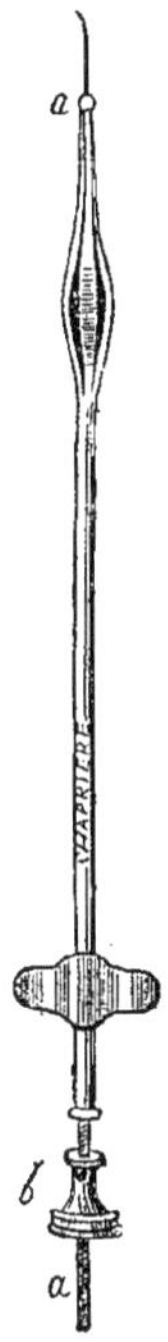

Fig. 9. — **Dilatateur de Vergne.**

a. Stylet conducteur. — *b.* Vis de rappel. — *a.* Tige centrale.

Quant aux dilatateurs en spirale de Dieulafoy et
Beck (voy. fig. 1), ce ne sont, à proprement parler,
que des bougies de baleine de forme particulière.

Ces divers dilatateurs sont munis ou non de
bougies conductrices qui facilitent de beaucoup,
lorsqu'elles existent, l'introduction de l'instrument, et mettent ainsi, par conséquent, à l'abri
des fausses routes.

Il serait oiseux, croyons-nous, d'expliquer longuement le mode d'emploi de ces divers dilatateurs : qu'ils appartiennent au premier type ou
au second, leur grand inconvénient est de forcer
le chirurgien à s'y reprendre à plusieurs fois pour
obtenir la guérison de la coarctation. La première ou la seconde application n'offrent, il est
vrai, que les désavantages de toute opération
pratiquée sur l'urèthre. Mais, lorsque, par suite des
premières séances, il existe une inflammation et une
sensibilité plus grandes de l'urèthre, on comprend combien dangereuses peuvent être les autres séances de dilatation. La douleur, qui est très-modérée lors de la
première application, est plus vive, comme on peut le
comprendre, à la deuxième ; et, comme le chirurgien
qui fait usage de ces dilatateurs est retenu par la crainte
de déchirer le rétrécissement, et qu'il espère ne faire

que le dilater, il agit avec une lenteur proportionnée à
sa prudence, en s'y reprenant à plusieurs fois et en
laissant le malade reposer de temps en temps pendant
deux ou trois jours. La douleur ne fait donc que s'ac-
croître en proportion du nombre des séances pour finir
par devenir intolérable. Une fois la prétendue dilatation
obtenue, il faut encore recourir, pour calibrer le canal,
aux bougies métalliques pendant quinze jours ou un
mois, quelquefois plus. On voit, par ce simple aperçu,
que la dilatation brusque est loin de présenter de grands
avantages sur la dilatation progressive, et qu'il doit
être fréquent d'observer des accidents par suite de son
emploi.

La plupart des praticiens qui ont eu l'occasion de se
servir fréquemment des dilatateurs mécaniques ont
observé qu'il n'était pas rare, lorsqu'il leur était arrivé
dans une seule séance de pousser la dilatation à des
limites inusitées, de voir, sans qu'ils eussent pour cela
à déplorer plus d'accidents, la stricture guérir plus vite
et plus sûrement que lorsqu'ils cherchaient à graduer
jour par jour la marche de leur dilatateur. L'écoulement de sang n'était pas plus abondant, et la douleur
déterminée par l'opération semblait être d'autant
moins vive que le maximum de développement de l'instrument avait été obtenu plus rapidement. Aussi, s'é-
cartant des règles tracées par les inventeurs des divers
dilatateurs, beaucoup de chirurgiens s'efforçaient-ils,
dans une seule séance, d'obtenir ce qu'ils croyaient être
une dilatation pour ainsi dire instantanée. Le tout se
faisait timidement, avec une prudence exagérée et dans
le silence du cabinet, chacun craignant d'avoir été trop
loin, et étonné de voir que les résultats dépassaient son

attente. C'est à M. Voillemier que revient le mérite d'avoir démontré qu'il y avait le plus souvent avantage à agir rapidement, d'une manière instantanée, et que, dans la majorité des cas, il était préférable, à tous les points de vue, d'agir d'un seul coup, en apparence même d'une façon barbare, que d'exercer à plusieurs reprises des manœuvres considérées comme plus inoffensives, mais capables, à la longue, de déterminer les accidents les plus sérieux par suite de l'état d'irritation et même d'inflammation du canal de l'urèthre, état inflammatoire amené nécessairement par des manœuvres répétées dans un court espace de temps. Cet habile chirurgien a, du reste, démontré, par une série de nombreuses opérations pratiquées dans le service d'hôpital qu'il dirige, que la *divulsion* (latin, *divultionem*, de *di.....* préfixe, et *vulsio*, arrachement) n'est pas une opération plus dangereuse que la dilatation progressive lente rapide ou brusque, et qu'elle offre au moins, sur ces méthodes opératoires, l'incomparable avantage de produire des résultats immédiats, et d'être même moins douloureuse que les autres opérations préconisées dans la cure de ces affections, par cela seul que la douleur déterminée ne dure qu'une seconde.

F. Divulsion d'avant en arrière. — Tandis que les dilatateurs du second type se composent de valves entre lesquelles on passe un mandrin creux et cylindrique sur une tige conductrice (dilatateurs de Perrève, Holt, Charrière, etc.), le divulseur de Voillemier est formé 1° de deux petites lames d'acier, convexes en dehors et planes en dedans, qui réunies n'ont qu'un volume de 2 millimètres et qui sondées à leur extrémité vésicale dans l'étendue de 4 centimètres sont courbées dans cette partie comme une sonde, 2° d'un mandrin plein creusé sur deux de ses côtés d'une rainure à queue d'aronde.

(Fig 10.)

Fig. 10. — **Divulseur cylindrique de M. Voillemier.**

1. Conducteur d'acier.
a. Lames du conducteur écartées.
2. Mandrin plein à rainure longitudinale.
b. Extrémité conique du mandrin.
c. Bouton du talon.
3. Coupe du mandrin dans son milieu pour montrer la rainure en queue d'aronde.

Une bougie conductrice est vissée à l'extrémité vésicale du conducteur.

« La manœuvre opératoire, dit M. Voil- « lemier, est des plus faciles : on com- « mence par introduire le conducteur jus- « que dans la vessie ; cela fait, on écarte « un peu ses deux branches et on les en- « gage dans les rainures du mandrin, « *qu'on enfonce d'un seul coup* dans l'urè- « thre. Alors on retire l'instrument tout « armé **ou**, si l'on *rencontre un peu de résis-* « *tance*, on enlève d'abord le mandrin et « ensuite le conducteur. » — On place en-suitedans l'urèthre une sonde qu'on laisse à demeure pendant vingt-quatre heures. Le mandrin dont se sert habituellement M. Voillemier a 7 millim. $\frac{2}{3}$

Les résultats de cette opération sont presque toujours excellents, l'hémorrhagie est insignifiante et s'arrête du reste facilement comme toutes les pertes de sang produites par une plaie par arrachement. Quant à la douleur au niveau du rétrécissement, l'instantanéité de l'introduction du mandrin, fait que quelque vive qu'elle soit elle est facilement supportée. Mais, si le méat est étroit et si l'on n'a point eu la précaution de le débrider, la douleur déterminée par la dilatation forcée qu'il snbit est atroce: or, comme il répugne presque toujours au malade de se laisser inciser l'orifice externe de l'urèthre, le volume considérable du mandrin constitue un des inconvénients sérieux inhérents à cet instrument. On comprend en outre aisément que l'introduction dans un canal dans lequel il existe déjà une cause d'iritation, d'un instrument aussi volumineux, fatigue les points de l'urèthre qui ne sont pas atteints et que l'effacement subit de la courbure de ce conduit peut souvent donner lieu à des phénomènes douloureux de contracture.

(Fig. 11.)

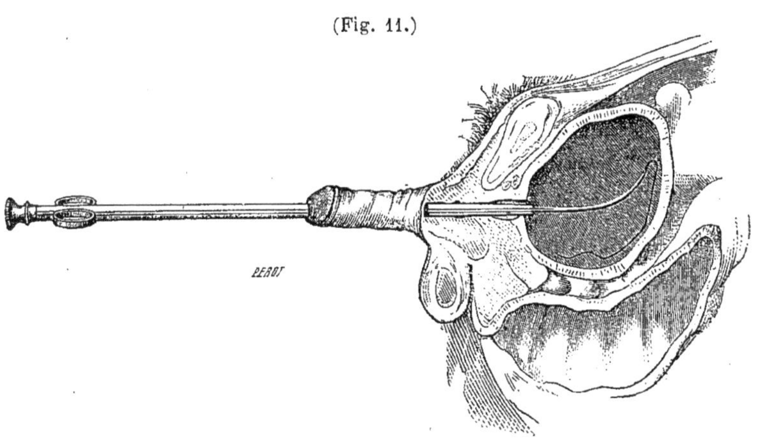

Divulsion d'avant en arrière.

Le mandrin est introduit entre les lames d'acier. — Figure destinée à montrer es différences de volume du divulseur cylindrique et du divulseur rétrograde.

Bien peu de malades certainement consentiraient à se laisser traiter par cette méthode, au moyen de cet instrument, si on leur en permettait l'examen préalable.

M. Voillemier attache une importance exagérée à la disposition cylindrique de son divulseur qui lui permet d'agir également sur tous les points de la circonférence de l'urèthre. Le dilatateur de Perrève lorsqu'il est armé prend en effet la forme d'un ovale, et ses deux diamètres sont par conséquent inégaux d'une façon très-sensible, puisque avec le gros dilatateur la différence est de 2 millimètres $\frac{1}{3}$. Quant au reproche que M. Voillemier fait à cet instrument, de ne pas permettre dans certains cas, lorsqu'il est armé, de retirer le mandrin, le même inconvénient existe dans le divulseur cylindrique, et son inventeur semble le reconnaître lui-même puisqu'il conseille de le retirer tout armé lorsqu'on rencontre un peu de résistance. Il nous est du reste arrivé dans une circonstance, en pratiquant la divulsion avec le divulseur cylindrique, de ne pouvoir retirer le mandrin qui lui aussi *sembluit retenu* comme par les *mâchoires d'une tenaille*.

C'est même par suite de cet accident, sans grande importance du reste, que nous avons préféré nous servir de l'instrument de Holt, la disposition conique de l'extrémité pénétrante du mandrin en facilitant l'extraction.

Afin d'agir, autant que possible également, sur tous les points de la circonférence de l'urèthre, nous avons modifié cet excellent instrument en le faisant construire à quatre valves, ce qui lui donne à peu de chose près la disposition cylindrique ; nous croyons qu'on peut du reste négliger la question de légère saillie que forment les valves. (Voy. fig. 8.)

Quant au danger de pincer la muqueuse il ne nous est jamais arrivé d'observer cet accident sur les quarente-deux malades que nous avons divulsés, tant en ville qu'à notre clinique, au moyen du dilatateur de Holt modifié par nous.

Nous avons du reste opéré avec cet instrument comme avec le divulseur cylindrique, c'est-à-dire en enfonçant d'un seul coup un mandrin de 6 millimètres.

L'appareil instrumental de la divulsion d'avant en arrière, étant connu, voyons quel est le but qu'on se propose par cette opération et quels sont les résultats qu'on obtient.

Quel est le but qu'on se propose par l'emploi de la divulsion?

C'est bien à tort que généralement on confond la *dilatation* et la *divulsion*, car ces deux méthodes opératoires diffèrent essentiellement. — Tandis que en effet en employant le premier de ces procédés on s'efforce de rendre au canal de l'urèthre sa perméabilité normale, en faisant subir aux parois du point rétréci, *sans les rompre*, une distension plus ou moins considérable; par la divulsion au contraire on ne cherche qu'à les *déchirer* dans une sage mesure bien entendu.

Par le premier de ces procédés opératoires on tâche, en déterminant des phénomènes organiques spéciaux, ou bien de modifier la vitalité des tissus qui constituent la stricture et par cela même de faciliter leur atrophie; ou bien en produisant en ce point une inflammation plus intense de détruire le rétrécissement par ulcération.

Par la divulsion, au contraire, on déchire instantanément les tissus qui forment les parois de la coarctation, et par ce fait seul on produit l'élargissement immédiat du point rétréci. Déchire-t-on seulement le tissu fibreux? ou bien, ce qu'il est bien plus rationnel d'admettre, les portions saines des parois uréthrales situées au niveau de l'angustie cèdent-elles plus facilement? Peu importe, car ici, heureusement, des nécropsies nombreuses ne sont pas venues (*comme pour l'uréthrotomie*), élucider la question, en nous montrant les lésions nécessaires produites par la divulsion. Quant aux expériences faites sur les animaux, elles n'ont que peu de valeur, car ce n'est que par la cautérisation d'un point de l'urèthre qu'on peut arriver à produire, chez un chien, par exemple, une stricture du canal et dans ce cas encore ne produit-on qu'un tissu offrant peu d'analogie avec le tissu fibreux des rétrécissements naturels. Lorsqu'en effet, on détermine dans l'urèthre d'un animal la formation d'une stricture cicatricielle, la lésion est obtenue en quelques jours, tandis que chez l'homme elle met souvent de longues années à s'organiser. On comprend donc que peu résistant dans le premier cas le tissu de cicatrice offre au contraire une cohésion et une résistance très-grandes dans le second.

Il est donc maintenant parfaitement admis que par la divulsion on ne cherche qu'à rompre les parois du point rétréci de l'urèthre, et que c'est là le but de l'opération. Que se passe-t-il après cette rupture? Ce qui a lieu après toute plaie par arrachement : d'abord écoulement d'une très-petite quantité de sang, puis travail des forces naturelles, interposant entre les lèvres de la plaie du tissu nouveau destiné à combler les vides produits et par la rupture des parois de la stricture et par l'écartement forcé des lèvres de la plaie, dû à la contractilité des tissus lésés. Mais, comme on le verra plus loin, tandis que dans l'uréthrotomie, la cicatrice qui est appelée à combler l'incision est linéaire, par suite de la divulsion on obtient une cicatrice irrégulière, ce qui est d'un incontestable avantage.

Les propriétés spéciales de rétractilité du tissu de cicatrice, font que, dans le premier cas, comme on doit le saisir facilement, la rétraction de la cicatrice linéaire tend à rapprocher de jour en jour et d'heure en heure les lèvres de l'incision. Dans la cicatrice déchiquetée produite par la divulsion, il existe au contraire des antagonismes de rétraction dus aux directions diverses de la cicatrice : si le tissu fibreux tire en un point de haut en bas, un peu plus loin la rétraction s'opérera de bas en haut et il en sera de même dans tous les sens. La cicatrice multiple due à la réparation des solutions de continuité produite par la divulsion, offre donc, s'il nous est permis de nous exprimer ainsi, des phénomènes compensés de rétraction.

C'est ce qui explique combien les rétrécissements traités par l'uréthrotomie récidivent plus fréquemment que ceux qui ont été opérés par la divulsion.

G. CAUTÉRISATION. — Il en est de la cautérisation, en tant que méthode générale de traitement des angusties de l'urèthre, comme de la dilatation forcée selon le procédé de Mayor, c'est-à-dire que ce procédé est aujourd'hui complétement abandonné, sauf dans des cas spéciaux très-rares.

Tout le monde connaît l'observation célèbre d'Henri IV, guéri par Loyseau, son chirurgien, d'un rétrécissement de l'urèthre par la cautérisation d'avant en arrière. Tous les auteurs citent ce cas fameux qui est en définitive le point de départ le plus sérieux qu'on connaisse dans l'histoire de ce mode opératoire.

Est-il besoin de dire, que d'abord on essaya de détruire les strictures d'avant en arrière au moyen de caustiques de différentes natures appliqués contre la paroi antérieure de l'obstacle. Plus tard lorsque les progrès de la mécanique appliquée à la chirurgie permirent de le faire, on modifia les porte-caustiques de mille manières, on cautérisa d'arrière en avant, latéralement; on se servit tour à tour de l'alun, de la potasse caustique, du nitrate d'argent, etc... On essaya même du cautère actuel, le tout non-seulement sans succès bien marqués, mais encore avec désavantage sur tous les procédés connus de dilatation et d'incision.

Malgré les perfectionnements plus ou moins ingénieux, apportés à l'appareil instrumental par Leroy (d'Etiolles), Ségalas, Lallemand, Home, Hunter, Wately, etc..., et quoique Ducamp se soit efforcé avec un grand talent du reste, de généraliser cette méthode, elle n'est plus employée de nos jours. A quoi cela tientil? c'est que d'abord la cautérisation de l'urèthre est très-douloureuse, sinon immédiatement lors de son application, du moins quelques heures après ; c'est qu'ensuite quelque précision apparente que semble comporter l'usage de tel ou tel porte-caustique, il est toujours difficile, sinon impossible de limiter l'action du caustique aux parois altérées du canal, et c'est qu'enfin l'emploi de cette méthode a donné lieu aux accidents les plus graves, sans que pour cela le résultat obtenu se maintienne assez longtemps pour qu'on puisse, en vue du bénéfice probable de son emploi, négliger tous ces in-

convénients. — La cautérisation, comme méthode des·
tructive des strictures urèthrales, doit donc être rejetée
d'une façon absolue, et ne devra jamais être employée
que très-superficiellement et seulement dans le but de
modifier la vitalité des tissus.

H. Galvano-caustique chimique (1). — Les tentatives
faites dans le but de détruire les rétrécissements de l'u-
rèthre au moyen de l'électricité datent d'une trentaine
d'années.

A cette époque, on se proposait simplement d'utiliser
l'action résolutive du pôle négatif sans production
d'eschares.

G. Crusell (de Saint-Pétersbourg), qui s'occupa longtemps de cette question au point de vue électrolytique,
n'obtint que des résultats peu satisfaisants; aussi ne
tarda-t-il pas à abandonner cette voie de recherches.

La galvano-caustique chimique a été constituée en
méthode bien définie par Ciniselli (de Crémone) qui,
dès 1852, publiait un mémoire important, dans lequel
il précisait les conditions physiques de l'appareil à employer et les effets obtenus sur les tissus vivants lorsqu'on s'était mis dans les conditions nécessaires.

M. Tripier, étudiant, en 1866, les cicatrices qui résultent de l'action des deux pôles, comparée à celles qui
résultent de l'action des acides et des alcalis, fit res-
sortir ces faits importants, à savoir : que les caustiques
alcalins donnent des cicatrices molles et peu ou point
rétractiles; que les caustiques acides déterminent, au

(1) Cette question tout entière est due à la collaboration de
notre ami le Dr Chéron, si connu par ses savantes publications
sur les courants électriques continus.

contraire, des cicatrices fermes et fortement rétractiles ; que le pôle négatif des piles produit des cicatrices comparables à celles des caustiques alcalins ; enfin que le fer rouge, de même que le pôle positif, donne des cicatrices comparables à celles des acides.

C'est pourquoi il rejeta avec raison la cautérisation positive pour opérer les rétrécissements de l'urèthre afin d'éviter l'eschare dure et rétractile qui en fût résultée et eût aggravé, sans nul doute, le mal au lieu de le guérir.

Les conditions de la méthode créée par Ciniselli ont donc été précisées par MM. Tripier et Mallez, comme application chirurgicale aux rétrécissements de l'urèthre.

Examinons maintenant si la cautérisation est la seule condition qui augmente avec rapidité le diamètre du canal lorsqu'on emploie ce procédé. Examinons aussi les conditions qui favorisent, chez certains malades, les rechutes fréquentes qui ont été observées après l'opération des rétrécissements de l'urèthre par la galvano-caustique chimique.

La cautérisation, à elle seule, ne suffirait point à déterminer une augmentation de diamètre aussi considérable que celle qui est produite après une application de quelques minutes. En effet, il existe trois sortes d'actions dont il nous semble très-important de tenir compte :

1° La cautérisation négative,

2 L'effet mécanique,

3° L'action indubitable que le courant exerce sur la circulation des parois du rétrécissement lui-même, et sur la zone péri-inflammatoire où existe un engorgement, un état de congestion passive.

Comme preuve à l'appui de cette dernière assertion,

nous pourrions citer plusieurs faits; voici le plus important :

Chez un malade atteint de rétrécissement considérable, on ne pouvait passer qu'une bougie en gomme n° 6 de la filière Charrière. Nous fîmes d'abord une application extérieure avec 12 éléments de Remak pendant dix minutes, les électrodes armés d'éponges humides, placés à la face inférieure de la verge, le pôle positif au niveau du rétrécissement, le négatif un peu plus bas.

Le canal laissa alors facilement passer le n° 11.

Immédiatement après, une application faite au moyen d'un cathéter métallique n° 16, à l'aide d'un seul élément de 8 centimètres de hauteur chargé avec du sulfate et du chlorure de plomb pendant douze minutes, fut supportée sans aucune douleur ni dans le canal, ni au dehors, et le n° 20 fut introduit aisément après cette opération.

Plusieurs faits du même genre sont, pour nous, la preuve la plus convaincante de l'action que le courant exerce dans la réduction de la zone péri-inflammatoire, action qui compte pour une large part dans l'augmentation de diamètre obtenue.

Quelles sont les conditions qui favorisent, chez certains malades, les récidives fréquentes qui ont été observées après l'opération des rétrécissements de l'urèthre par la galvano-caustique chimique?

Remak, dans son ouvrage sur les applications des courants continus à la thérapeutique, a fait remarquer que le pôle positif, appliqué sur un point douloureux, ne tarde pas à calmer la douleur, voire même à la faire disparaître, le pôle négatif étant placé *aussi loin que possible* de ce même point.

Si on renverse le courant, c'est-à-dire si on applique le pôle négatif sur le point douloureux, on exaspère la douleur au lieu de la calmer.

Par conséquent, sans entrer dans des détails qui nous semblent inutiles pour la compréhension du fait, il est permis de conclure que, dans certains rétrécissements où l'état spasmodique joue un grand rôle, l'application du pôle négatif, qui rend service au point de vue électrolytique, exaspère l'état spasmodique qui, de l'aveu des auteurs qui se sont le plus occupés de la question, est la cause capitale des rechutes chez certains malades qui ont été opérés de rétrécissements par la galvano-caustique chimique.

C'est pourquoi, dans ces cas-là, faut-il pratiquer, comme nous l'avons fait nombre de fois, des applications extérieures, et n'appliquer que de très-faibles courants lorsqu'on agit avec le pôle négatif et un cathéter métallique dans l'intérieur du canal.

Mode opératoire.

Les nombreuses applications de galvano-caustique chimique que nous avons faites pour détruire des rétrécissements du rectum avec notre savant ami le Dr Péan, dans le service que dirige, à l'hôpital de Lourcine cet habile chirurgien, nous ont permis de juger les imperfections du procédé opératoire, et d'y apporter quelques modifications importantes que nous allons signaler.

Quoi qu'on en ait dit, lorsqu'on emploie une dizaine

d'éléments à grande surface, chez la plupart des malades la douleur, au point d'application *du pôle positif*, est vive; chez quelques-uns elle est même insupportable. Nous avons eu l'idée d'obvier à cet inconvénient en plaçant le pied du malade en opération dans un vase à demi plein d'eau tiède salée ou non, suivant que nous voulions obtenir un effet rapide ou lent.

Par ce moyen, nous avons annihilé la douleur, et nous pouvons dire que tous les malades ont, depuis ce moment-là, supporté l'opération sans se plaindre, et que nous avons pu donner, par conséquent, au courant une intensité très-grande, sans le moindre inconvénient au point de vue douloureux.

Quant au cathéter métallique, nous l'avons complété en y adjoignant un conducteur interne en baleine de 1 millimètre de diamètre. Comme nous n'avons point observé les effets fâcheux qu'on a cru devoir signaler, et que la baleine résiste très-longtemps, nous continuons à en faire usage, et voici les avantages que nous reconnaissons à ce conducteur.

Dans la majorité des cas, le rétrécissement étant franchissable avec la petite bougie que nous venons de signaler, nous avons un guide qui nous fait éviter les fausses routes, les culs-de-sac, etc., en outre la quantité de liquide qui pénètre entre ce conducteur et le canal central du cathéter étant à peu près nulle, nous ne pensons pas avoir détourné la moindre quantité de travail du courant, n'ayant pas apprécié de différence du temps nécessaire pour détruire la stricture, que nous ayons agi avec ou sans l'entremise de ce conducteur en baleine.

Voici la description de notre sonde à galvano-caustique chimique.

(Fig. 12.)

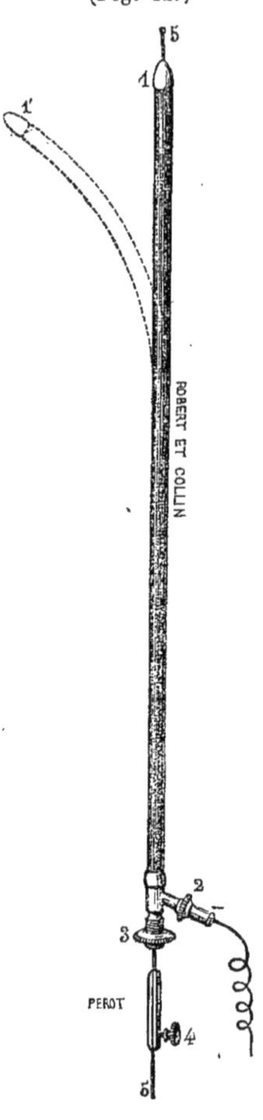

Sonde à galvano-caustique chimique pour la destruction des strictures uréthrales.

1. Olive métallique vissée sur l'extrémité du tube de cuivre rouge recuit, logé dans une sonde de gomme.
1'. Lignes ponctuées indiquant la courbure donnée à volonté à l'instrument.
2. Contact du pôle négatif.
3. Vis de pression fixant à volonté.
5. La bougie conductrice de baleine.
4. Petit manche curseur de la bougie.

Elle se compose d'un tube cylindrique de cuivre rouge recuit, qui est par conséquent doué d'une malléabilité assez grande pour permettre de le courber facilement, selon les indications. Ce tube est recouvert par une sonde de gomme et terminé, à son extrémité pénétrante, par un renflement olivaire en laiton. Cette partie métallique de l'instrument est en communication avec le pôle négatif de la pile. Une bougie olivaire en baleine, d'un millimètre de diamètre, passe à frottement dans l'intérieur du tube de cuivre rouge; lorsqu'on bute contre l'obstacle, on peut faire avancer plus ou moins ce conducteur, et lorsqu'on juge qu'il est suffisamment engagé dans la stricture au moyen d'une vis de pression, on le fixe et on n'a plus qu'à pousser progressivement en totalité la sonde galvanique pour détruire les tissus de l'angustie.

De ce qui précède, nous pouvons donc conclure que la galvano-caustique chimique est un procédé qui, préférable, sans contredit, à l'*uréthrotomie*, à la *dilatation* lente, progressive et rapide, est inférieur à la *divulsion*, par cela seul qu'indépendamment de l'appareil coûteux et difficile à manier qui lui est nécessaire ; elle expose, en définitive, dans certains cas, le malade à des récidives à *courte échéance*.

I. DE L'URÉTHROTOMIE. — L'*uréthrotomie* (de οὐρήθρα, urèthre, et τέμνειν, couper) est, ainsi que son nom l'indique, une opération qui a pour but, en sectionnant les parois de l'urèthre, de rendre au canal son calibre normal.

Si l'incision est pratiquée de dedans en dehors, c'est-à-dire de la muqueuse uréthrale à la peau, l'opération prend le nom d'*uréthrotomie interne*. Si, au contraire, c'est en incisant d'abord la peau qu'on arrive à sectionner les parois du canal, on fait une *uréthrotomie externe*. Cette dernière opération n'est aujourd'hui pratiquée que bien rarement, et alors seulement qu'il est impossible d'employer l'incision de dedans en dehors.

1° *De l'uréthrotomie interne*. — Quoique l'on trouve dans les anciens auteurs la description des différents procédés par lesquels ils incisaient, ou, pour mieux dire, scarifiaient l'urèthre dans certains cas de rétrécissements, l'uréthrotomie, en tant qu'opération réglée dans son application et dans ses indications, n'est guère constituée que depuis le commencement du siècle.

Ce fut timidement d'abord, que les premiers chirurgiens qui pratiquèrent cette opération osèrent porter l'instrument tranchant dans une région si délicate. Les premiers instruments ne furent imaginés et construits que comme de véritables scarificateurs, destinés seulement à inciser superficiellement les parois des rétrécissements. On s'imaginait à cette époque, bien à tort, que les incisions légères et de peu de profondeur offraient moins de danger que la section profonde des parois uréthrales. Quoique Reybard ait exagéré en soutenant que les scarifications de l'urèthre offraient plus de dangers que les grandes incisions, il est juste de dire que les périls auxquels forcément on expose un malade en pratiquant l'uréthrotomie ne sont nullement proportionnés à la profondeur de l'incision. Tous les accidents qui peuvent succéder à l'emploi de cette méthode de traitement des rétrécissements de l'urèthre surviennent aussi bien, quoi qu'on ait pu dire, à la suite de simples scarifications, que lorsque l'épaisseur tout entière des parois du canal a été sectionnée. Aussi, comme l'expérience a démontré, contrairement à l'opinion favorable que quelques chirurgiens du plus grand mérite, tels que Amussat, Ricord, Civiale, etc., avaient cru pouvoir émettre en faveur de cette méthode, que la scarification de l'urèthre ne produit, en définitive, que des résultats insignifiants et de courte durée, résultats dont la médiocrité n'est nullement compensée par l'innocuité de l'opération, la scarification de l'urèthre n'est plus employée de nos jours.

Ce fut sans transition que Reybard formula sa méthode des grandes incisions, qui n'est, à proprement parler, que l'uréthrotomie. Ce chirurgien pratiquait, de dedans en dehors, sur les parois du canal, au niveau de la stricture, une incision de 5 à 6 centimètres de longueur et d'une profondeur d'environ 4 millimètres; cette incision devait s'arrêter seulement au tissu cellulaire sous-cutané. Puis, au moyen d'une sonde ou d'un dilatateur mécanique, il écartait les bords de la plaie pour les faire cicatriser isolément et faciliter par cela même la formation d'une cicatrice *mince, souple* et *large* dans l'intervalle qui les sépare. C'est ce que ce chirurgien appelait *mettre une pièce au canal*.

Si Reybard, comme tous les inventeurs, a eu le tort d'aller trop loin en prétendant rendre applicable à tous les cas le procédé qu'il préconisait, il serait injuste de nier les progrès qu'il a fait faire à l'*uréthrotomie*. Il a démontré, en effet, que l'on ne pouvait espérer obtenir la guérison d'une coarctation uréthrale par une incision incomplète et n'intéressant qu'une portion des tissus qui constituent l'obstacle, et que les résultats favorables qu'on semble obtenir en apparence par les petites incisions ne sont pas de longue durée. Des expériences ont démontré, en effet, que si l'on incise superficiellement l'urèthre d'un animal, au bout de quelques mois, en le sacrifiant, on ne retrouve plus traces de la solution de continuité; la petite cicatrice linéaire qui indiquait la place de l'incision ne tarde pas elle-même à disparaître complétement. Si, au contraire, on a profondément incisé toute l'épaisseur des tissus qui forment la stricture, et si surtout on a facilité, par une dilatation bien conduite et prolongée, la cicatrisation isolée des bords de la plaie, la cicatrice qui les réunit constituerait véritablement le fameux morceau que Reybard voulait mettre au canal rétréci si la rétractilité propre au tissu de cicatrice ne venait point de jour en jour faire diminuer la surface de ce morceau.

Le propre de l'uréthrotomie, qu'elle soit pratiquée de telle ou telle façon, et avec tel ou tel instrument, est de ne jamais amener la guérison radicale des rétrécissements. Ce n'est que momentanément que l'urèthre reprend ses dimensions : petit à petit, plus ou moins vite, selon que l'incision a été plus ou moins profonde, la stricture se reforme.

M. le D\u1d63 Tillaux, dans sa thèse d'agrégation, après avoir longuement et consciencieusement analysé les résultats de l'uréthrotomie interne, est arrivé à cette conclusion : *L'uréthrotomie interne n'a jamais guéri un rétrécissement de l'urèthre.*

Les chirurgiens les plus instruits et les plus expérimentés ont eu beau inventer et faire construire les instruments les plus ingénieux, ils n'ont jamais pu parvenir, par leur emploi, à obtenir la guérison radicale d'un rétrécissement confirmé.

Les uréthrotomes de MM. Maisonneuve, Voillemier, Charrière, Civiale, Ricord, Mercier, Guillon et Caudmont, etc., remplissent pourtant plus ou moins les conditions requises pour limiter l'incision au tissu propre de la stricture sans toucher aux parois saines du canal. La précision des instruments qui porte leur nom ne laisse rien à désirer, la manœuvre opératoire simplifiée autant que possible dans l'uréthrotomie pratiquée avec les uréthrotomes de MM. Maisonneuve et Voillemier spécialement, permet à tout praticien quelque peu expérimenté qu'il soit en pareille matière d'agir sûrement, sans grande habileté spéciale, et pourtant les résultats obtenus par cette méthode n'en sont pas moins passagers, et le canal ne tarde pas à se retrécir de nouveau. Ce n'est donc pas l'instrumentation qui est insuffisante, pas plus que l'habileté opératoire du chirurgien, c'est le procédé en luimême qui ne vaut rien, ou qui, du moins, est de beaucoup inférieur à la cautérisation galvano-chimique et surtout à la divulsion.

Sans insister plus longtemps sur ce sujet, nous n'avons qu'à faire appel au témoignage de tous les praticiens qui ont eu à traiter un certain nombre de coarctations uréthrales, ils reconnaîtront certainement combien fréquentes sont les récidives de ces affections après l'uréthrotomie interne.

M. Maisonneuve a été forcé de pratiquer, sur un nommé Bezancenot, huit uréthrotomies ; il lui est arrivé d'opérer deux fois ce malade dans la même année. Il n'est pas rare, du reste, de trouver dans les statistiques le nom du même malade répété deux, trois et quatre fois en quelques années.

Mais si les résultats favorables de l'uréthrotomie se maintiennent si mal, cette opération est-elle au moins sans gravité et entraîne-t-elle rarement la mort du malade ? Malheureusement, non.

En effet, nous trouvons dans la thèse de M. Tillaux le relevé des uréthrotomies pratiquées en 1857, 58, 59, 60 et 61 à la Pitié. Sur 47 opérations, 13 morts, c'est-à-dire un peu plus de 1 sur 4. Il est vrai que sur 66 uréthrotomies pratiquées par M. Maisonneuve à l'Hôtel-Dieu, en 1862, 1863 et 1864, ce chirurgien n'a eu à déplorer que 3 morts, c'est-à-dire 1 sur 22 opérés. Cette dernière statistique est de beaucoup plus consolante que la première ; mais, si nous faisons la moyenne entre elles, nous arrivons néanmoins à un chiffre de décès encore très-considérable, c'est-à-dire 1 sur 7 et une fraction.

On voit donc que l'uréthrotomie interne est une opération grave et dangereuse. Quant aux accidents qu'elle peut déterminer, en première ligne vient la *douleur*, qui, de l'aveu même de Civiale, est quelquefois *extrêmement vive*, mais elle est, en définitive, très-courte et ne se répète pas, à la condition de placer une sonde à demeure.

L'*hémorrhagie* est fréquente et souvent abondante et rebelle. Un des malades opérés par M. Ricord eut une hémorrhagie qui dura plus de trente heures, et pourtant la section ne dépassait pas 8 millimètres. (*Bullet. de la Soc. de chirurgie*, t. VI.)

M. Maisonneuve en a observé une « extrêmement grave, incoercible, et qui mit le malade à deux doigts de sa perte. » (*Bullet. de la Soc. de chirurgie*, t. VI.)

L'*infiltration urineuse* est un des accidents les plus graves qui succèdent à l'uréthrotomie, et c'est surtout dans le cours du traitement consécutif par la dilatation que cette terrible complication survient.

La *fièvre uréthrale* peut survenir, bien entendu, par suite de cette opération, mais elle ne peut être sincèrement imputée à l'uréthrotomie, ne lui étant pas spéciale. Enfin, pour terminer cette funeste énumération, on a observé la *phlébite* des veines de la verge et des veines hypogastriques, des *abcès* et même l'*infection purulente*.

Devrons-nous ajouter, d'après une observation citée dans la thèse de M. Tillaux, que « l'uréthrotomie laisse quelquefois à sa suite un écoulement puriforme difficile à guérir? »

Pour nous résumer, nous devons donc conclure que l'uréthrotomie interne est une opération sérieuse, pouvant déterminer les accidents les plus graves et occasionnant même souvent la mort, et que les résultats qu'on en obtient sont si peu durables, que, vu la gravité de l'opération, on doit toujours lui préférer la divulsion et même la cautérisation galvano-chimique.

2° *De l'uréthrotomie externe.* — On donne le nom d'*uréthrotomie externe* à l'opération par laquelle on divise de dehors en dedans les tissus jusques et compris les parois uréthrales.

Ce procédé opératoire se pratique de deux façons : ou bien le rétrécissement se laisse franchir par un cathéter cannelé, et, dans ce cas, on incise les tissus jusqu'à ce que la pointe du bistouri rencontre la rainure de l'instrument, qui permet alors de régulariser l'incision, ou bien ce n'est que guidé par ses connaissances anatomique seules, que le chirurgien parvient à sectionner l'urèthre.

On comprend, de reste, combien grave doit être l'uréthrotomie externe sans conducteur, et de quelle prudence et de quelle habileté il faut être armé pour pratiquer cette opération ; aussi, n'est-ce que dans le cas de strictures infranchissables, alors qu'on a tenté sans succès, par tous les moyens possibles, d'arriver par le canal jusqu'à la vessie, et lorsqu'on n'a, pour ainsi dire, plus que le choix entre cette opération et la ponction du réservoir urinaire, qu'on doit l'employer.

Quant à l'*uréthrotomie externe* sur conducteur, nous ne voyons pas pourquoi, puisqu'on peut introduire dans la vessie un cathéter d'un certain calibre, on ferait courir au malade les chances d'une opération aussi sérieuse, alors que tous les autres procédés lui sont applicables. Les accidents produits par l'*uréthrotomie externe*, avec ou sans conducteur, sont, en effet, très-graves ; l'hémorrhagie qui en résulte est souvent mortelle, et l'on sait, en outre, combien les plaies du bulbe sont fréquemment suivies de phlébite.

Du reste, l'*uréthrotomie externe* sur conducteur n'est plus pratiquée que dans des cas vraiment exceptionnels.

J. Excision. — Cette opération consiste dans l'ablation de tout ou partie des tissus qui forment la stricture. Elle peut être pratiquée en introduisant dans le canal, par les voies naturelles, l'instrument exciseur ; c'est l'excision *intra-uréthrale ;* ou bien on peut arriver, en incisant les parois de l'urèthre de la peau vers la muqueuse, à isoler l'anneau fibreux et ensuite à l'enlever ; c'est l'excision *extra-uréthrale.*

Dans le premier cas, l'opération a pour but d'enlever, comme avec un rabot, ou mieux, au moyen d'un emporte-pièces, une portion des tissus qui forment la stricture. C'est en vain qu'on s'est efforcé de construire des instruments de différentes natures, les uns agissant comme une gouge, une écope, un emporte-pièces, etc., et qu'on soit même arrivé à des résultats mécaniques remarquables, l'excision intra-uréthrale n'est plus qu'un souvenir, et personne, que nous sachions, n'emploie aujourd'hui ce procédé.

L'*excision extra-uréthrale* n'a été pratiquée qu'une fois, à notre connaissance, par M. Douglas, pour un cas de stricture siégeant à 3 pouces du méat, et formant une nodosité longue de 1 pouce et appréciable au toucher. Le chirurgien, ayant pratiqué une incision longitudinale sur le raphé, cerna l'induration et l'enleva en totalité. Le malade, âgé de 40 ans, guérit parfaitement.

Mais ce fait est trop exceptionnel pour que l'on puisse s'en servir pour ériger cette opération en méthode.

K. De la divulsion rétrograde. — Nous avons vu que la divulsion, d'avant en arrière, pratiquée avec le divulseur cylindrique de Voillemier, ou mieux encore avec l'instrument de Holt, modifié par nous, produisait les résultats les plus favorables au point de vue de la guérison des strictures uréthrales. Cette opération est de beaucoup plus inoffensive que l'uréthrotomie interne, et ses résultats sont bien supérieurs à ceux que l'on peut obtenir par l'emploi de tous les autres procédés préconisés dans la cure de ces affections. Nous avons en effet dans l'espace de dix-huit mois opéré 42 rétrécissements de l'urèthre au moyen du dilatateur de Holt modifié, en nous servant de cet instrument comme d'un véritable divulseur, et nous n'avons eu aucun accident à déplorer. L'hémorrhagie produite par la rupture de la stricture a toujours été insignifiante et la douleur de si peu de durée qu'elle pouvait passer inaperçue. Néanmoins, quelque excellents que fussent les résultats produits par la divulsion antérograde, nous fûmes frappé des différents inconvénients inhérents, non-seulement aux instruments employés mais encore au procédé opératoire lui même.

Nous avons précédemment vu que pour que la divulsion soit efficace il faut nécessairement que les man-

drins offrent des dimensions relativement considérables.
Souvent il arrive que le méat urinaire est très-étroit et
ne permet pas à l'instrument de le franchir sans déchirures. Or nous fûmes forcé, pour éviter cet accident,
de débrider quelquefois cet orifice presque inextensi-
ble, et par conséquent de pratiquer deux opérations
pour une. Ayant dans quelques circonstances voulu
passer outre, il nous arriva ou bien de dilacérer l'orifice
externe de l'urèthre, ou bien de déterminer en ce point
une douleur si vive qu'elle fut souvent plus aiguë que
la divulsion du rétrécissement lui-même.

D'un autre côté le redressement brusque de la courbure du canal détermina dans un cas une contraction
spasmodique douloureuse de l'appareil musculaire des
régions profondes du canal, qui, quoique nous fussions
certain d'avoir détruit l'obstacle uréthro-vésical, ne
nous permit que plus d'une heure après l'opération,
d'introduire la sonde, qui nous sert à la fois de moyen
de contrôle des résultats obtenus et en même temps de
moyen préventif des accidents à redouter à la suite de
toute opération pratiquée sur l'urèthre (fièvre uréthrale,
infiltration urineuse, etc...).

Aussi, comme nous avions lu dans différents ouvrages
et en particulier dans les mémoires publiés par
Leroy (d'Étiolles) combien il était fréquent à la suite
d'opération de lithotritie de voir, chez les calculeux, des
rétrécissements rebelles jusque-là à la dilatation progressive, poussée même jusqu'à des numéros équivalents à
ceux des instruments lithotribes, disparaître par suite
du passage « des brise-pierres, dont les mors sortant
« chargés de détritus, produisent de fortes distensions
« et des déchirures » (Leroy, d'Étiolles), notre attention fut

éveillée sur les avantages qu'on pourrait retirer de l'emploi de la divulsion rétrograde.

De plus une lecture faite à l'Académie des Sciences, le 21 mars 1836, par Leroy (d'Étiolles), est ainsi analysée dans le compte-rendu des séances : « Le procédé « proposé par l'auteur consiste à passer à travers les « rétrécissements un instrument disposé à peu près « comme le sont aujourd'hui les brise-pierres, et d'une « ténuité proportionnée au diamètre du point qu'ils « doivent franchir. Le *dilatateur*, ouvert au delà du rétré- « cissement, lui fait éprouver à son retour une légère « déchirure. » Leroy (d'Étiolles) ajoute qu'un *petit brise- pierre d'enfant était un bon dilatateur, parce que son action étant bornée au rétrécissement, il ne fatiguait pas l'urèthre dans toute sa longueur et surtout le méat urinaire.*

On peut donc juger par là que l'habile chirurgien qui faisait cette communication avait pensé à agir sur les strictures uréthrales d'arrière en avant, en leur faisant subir non pas seulement une dilatation qui eût été inefficace, mais bien une véritable *divulsion.*

Quoi qu'il en soit, Leroy (d'Etiolles) ne pensa pas à ériger ce procédé en méthode véritable, ce qui tient surtout probablement à l'imperfection de l'instrument dont il se servait. Il fit même construire dès 1830 un dilatateur fusiforme composé de deux pièces : « un tube di- « visé dans une certaine longueur par bandes minces, et « une tige centrale servant de point d'appui pour exercer « une traction qui produit l'écartement des languettes et « l'élargissement en forme de fuseau. »

M. Ségalas modifia ce dilatateur en munissant la tige centrale à sa partie manuelle d'une vis de rappel destinée à produire un mouvement de traction plus doux et plus régulier. Ce chirurgien coiffa en outre le ballon formé par l'écartement des lames d'une enveloppe de baudruche ou mieux de caoutchouc.

Malgré ces perfectionnements, cet instrument fut complétement abandonné, car il offrait de sérieux inconvénients, et par son emploi on exposait même le malade à un certain danger. Il existe, en effet, dans le musée du Val-de-Grâce un dilatateur construit d'après les mêmes principes, et dont une des lames s'étant brisée dans le canal, le bout supérieur de cette partie de l'instrument vint s'implanter d'arrière en avant dans les parois de l'urèthre, et ne put être retirée sans une opération très-sérieuse.

Il est du reste nécessaire d'ajouter que ces instruments n'ont jamais été considérés par leurs auteurs uniquement que comme des *dilatateurs*, dont l'avantage sur les instruments de Perrève, Montain et Charrière, était « *d'avoir une expansion restreinte à une certaine longueur, et de pouvoir calibrer le point rétréci sans distendre douloureusement l'orifice externe de l'urèthre.* » MM. Leroy (d'Étiolles) et Ségalas renoncèrent bien vite, du reste, à ces instruments, par cela seul qu'il est très-difficile de maintenir le renflement du fuseau en rapport avec la saillie formée par la stricture, et le premier de ces chirurgiens ne tarda pas à faire usage d'un *brise-pierre d'enfant à deux branches courbes*. Mais, comme il le dit lui-même, Leroy (d'Étiolles) ne l'employa jamais comme méthode habituelle de traitement. « Les résultats, dit cet auteur, ont été pourtant parfois *très-satisfaisants, d'autres fois l'élargissement obtenu n'a pas persisté.* »

Mais ne sommes-nous pas en droit, en présence des excellents résultats obtenus par la divulsion antérograde, d'accuser ici l'instrument seul des récidives notées par son inventeur.

On voit donc que, depuis plus de quarante ans, les chirurgiens les plus distingués ont fait, sans s'en douter, de la *divulsion rétrograde* en se servant d'un petit brisepierre qu'ils ouvraient plus ou moins derrière la stricture pour le retirer ensuite d'arrière en avant en faisant éprouver aux parois du canal une violente distension et même des déchirures. Ce procédé primitif, nous ne craignons pas de le dire, a pourtant produit d'excellents résultats et guéri bien des rétrécissements rebelles jusque-là aux autres moyens. Mais on doit comprendre qu'il fallait que déjà la stricture fût bien élargie pour qu'il fût possible d'introduire un brise - pierre, même du n° 0. La divulsion produite par cet instrument ne pouvait être obtenue qu'à la condition d'une dilatation préalable considérable, et par conséquent ce procédé n'était en définitive applicable qu'à un très-petit nombre de cas.

Nous devons aussi mentionner le dilatateur de M. Coradi, composé d'un tube cannelé d'acier ou d'argent, que l'on tend comme un arc plus ou

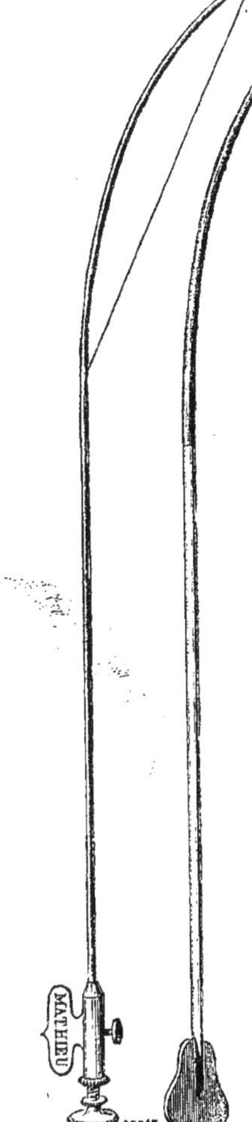

Dilatateur de Coradi et sa bougie de plomb.

moins, selon les cas, au moyen d'un fil métallique, ainsi qu'on peut le voir par la figure ci-contre; lorsqu'on a dépassé le rétrécissement et développé l'instrument, on tire alors à soi, et, *si le fil ne casse pas* (accident possible et dont on peut prévoir la gravité), *si l'instrument ne se fausse pas*, on fait une véritable divulsion linéaire, ou, pour mieux dire encore, une uréthrotomie interne, avec un instrument *d'un maniement dangereux et dont il est impossible de mesurer les effets*. La seule possibilité de la rupture du fil doit absolument faire rejeter cet instrument dont l'emploi, en tout cas, ne présente aucun avantage sur les autres procédés connus.

Le problème à résoudre était donc celui-ci : faire construire un divulseur réunissant les conditions suivantes : 1° d'un volume assez peu considérable pour que son introduction se fît toujours facilement et sans péril ; 2° possibilité, une fois la stricture franchie, de développer suffisamment l'instrument sur place ; 3° que par sa disposition spéciale il fût possible de redonner au divulseur ses dimensions primitives, afin qu'une fois la stricture vaincue on ne fût pas exposé à fatiguer inutilement, comme dans la divulsion antérograde, les parois saines du canal ; 4° que la force à développer fût autant que possible répartie également sur toute la circonférence de l'urèthre ; et enfin, 5°, condition la plus importante de toutes, que par son usage on ne fût pas exposé à produire des accidents dépendants de l'instrument lui-même.

Nous croyons être parvenu à réaliser ce programme par la construction de notre *divulseur rétrograde*, qui a été fabriqué sur nos indications par nos habiles constructeurs, MM. Robert et Collin, et que nous avons eu

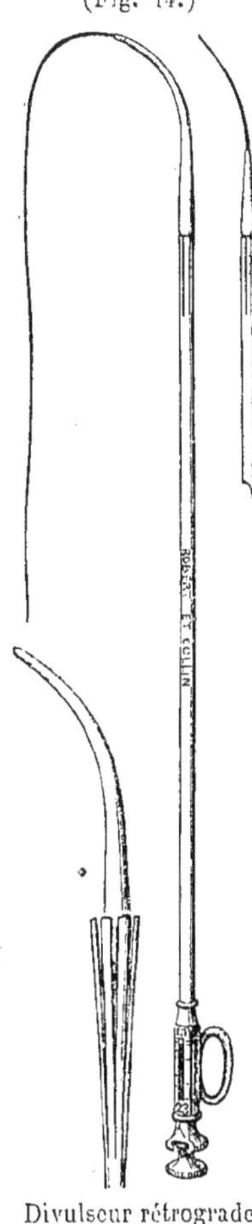

Divulseur rétrograde ouvert et fermé, droit et courbe.

(Fig. 14.)

l'honneur de présenter à l'Académie impériale de médecine, dans sa séance du 12 avril dernier.

Cet instrument se compose d'un tube cylindrique en acier trempé et sans soudure, fendu à son extrémité pénétrante en cinq ou six parties égales. Dans l'intérieur de ce tube, passe une tige en acier, terminée, à sa partie manuelle, par un pas de vis, et surmontée, à son extrémité antérieure, d'un renflement pyriforme, droit ou courbe, et diminuant graduellement de grosseur, dont la base arrondie repose sur l'extrémité fendue du tube.

Le sommet de la poire est muni d'un pas de vis qui permet d'y fixer une bougie conductrice.

Maintenant, on comprend que si, au moyen de la vis de rappel par laquelle se termine inférieurement la tige centrale, on ramène le renflement pyriforme entre les lames du tube, celles-ci s'écartent, et l'instrument prend alors, en ce point, un diamètre d'autant plus considérable que l'on fait pénétrer plus avant le renflement pyriforme en tournant plus ou moins la vis de rappel.

Manœuvre opératoire. — Il est bien entendu que, pour appliquer notre instrument divulseur à la cure d'un rétrécissement de l'urèthre, on doit préalablement être fixé sur la situation, la forme, et, autant que possible, sur la résistance de la barrière uréthro-vésicale.

Voici de quelle façon on opère : une bougie conductrice est poussée jusque dans la vessie ; on visse alors le divulseur sur l'ajutage métallique qui la termine, et, par une manœuvre appropriée, on le fait pénétrer à sa suite jusque dans la vessie.

La disposition conique de la poire, dont le diamètre maximum est supérieur à celui du tube de deux tiers de millimètre, en même temps qu'elle facilite son introduction, permet à la main de l'opérateur de percevoir nettement la sensation de l'obstacle franchi, lorsqu'il cherche à ramener doucement l'instrument d'arrière en avant. Tournant alors de gauche à droite la vis de rappel, on opère sur place une dilatation plus ou moins considérable, le curseur placé sur le tube indiquant l'écartement des lames (fig. 15).

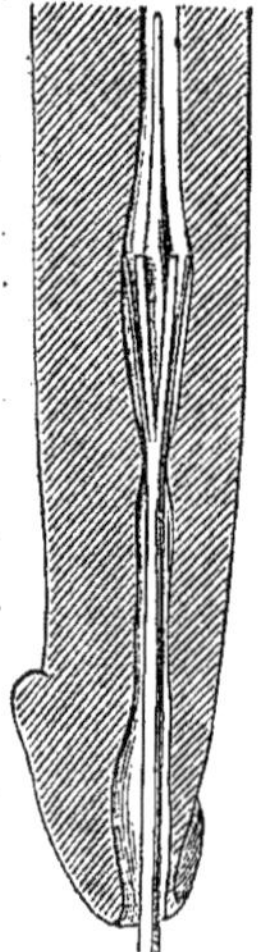

(Fig. 15.)

Le divulseur rétrograde ouvert derrière un rétrécissement de la portion pénienne.

Alors, si le rétrécissement siége dans la portion courbe du canal, en combinant le mouvement d'extraction des sondes courbes ordinaires avec une traction continue, on force le cône formé par les lames du tube à franchir la stricture. Le manque de résistance et la sensation particulière accusée par les malades indiquent que l'obstacle est vaincu.

Puis, tout en continuant le mouvement d'extraction de l'instrument, on tourne la vis de rappel de droite à gauche, de façon à rapprocher les lames, et par conséquent de manière à diminuer le diamètre de l'instrument, que l'on ferme complétement dans la fosse naviculaire pour ne fatiguer en rien les parties saines du canal (fig. 16).

Nous avons fait construire trois numéros de *divulseur rétrograde* :

1° Un droit pour les rétrécissements de la région pénienne, mesurant 3 millimètres et demi au niveau du plus grand diamètre du renflement, et 3 millimètres au tube cylindrique. Le plus grand écartement des lames produit une dilatation de 6 millimètres 2/3.

2° Un courbe présentant aux mêmes niveaux 4 millimètres 1/3 et 3 millimètres 2/3 ; la longueur totale de la poire, de la base au sommet, est de 7 centimètres, et la dilatation maximum de 7 millimètres 2/3.

Enfin, 3° une courbe mesurant 4 millimètres 2/3 et 3 millimètres 2/3, la longueur de la poire étant aussi de 7 centimètres et la dilatation maximum de 10 millimètres.

Il est, du reste, facile de construire des divulseurs rétrogrades plus ou moins volumineux.

Nous croyons devoir indiquer les dispositions spéciales du divulseur rétrograde, qui suffiront, pensons-nous, à réfuter les objections qu'on pourrait faire à l'emploi de notre méthode et de notre instrument.

1° Impossibilité de léser les parois du canal de l'urèthre lors de l'introduction de l'instrument, la base du renflement offrant un diamètre plus considérable que celui du tube, les lames élastiques se trouvant par conséquent sur un plan inférieur et protégées par ce même renflement.

2° Lors de la dilatation sur place, le renflement seul

(Fig. 16.)

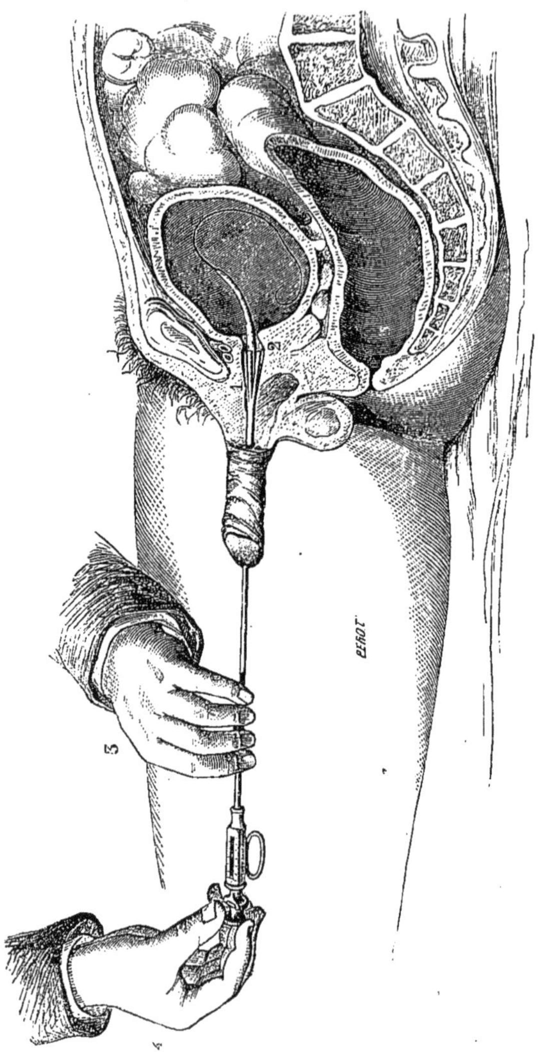

DIVULSION RÉTROGRADE. Ensemble de l'opération avant la rupture de l'obstacle.
2. Extrémité dilatante du tube ouverte derrière 1 le rétrécissement.
3. Main gauche du chirurgien.
4. Main droite du même.

progresse d'arrière en avant, les lames ne font que s'é-
carter sans avancer ni reculer, elles ne peuvent donc en
aucune façon intéresser la muqueuse uréthrale.

3° La muqueuse ne peut être pincée puisque, en ad-
mettant même qu'elle s'engage entre les lames de l'instrument (ce qui, pour nous, est très-problématique), la
progression du renflement *d'avant en arrière* et le mouvement combiné d'extraction et de fermeture de l'instrument s'y opposent. Il faut, en outre, tenir compte de la
disposition des angles que forment les lames en s'écar-
tant, angles dont les sommets regardent le méat. Cette
condition est éminemment favorable au glissement de
la muqueuse du point le plus étroit au point le plus
large. En outre, la traction exercée sur la verge tend la
muqueuse uréthrale dans le sens de la marche de l'instrument.

4° Quand on cherche à faire fléchir les lames élastiques en appuyant sur leur extrémité libre, on les fait
évidemment plier d'autant plus, que le point d'appui
formé par le renflement pyriforme est plus éloigné, et
que par conséquent l'écartement des lames est plus
considérable. On pourrait donc supposer que l'instrument n'est pas assez résistant pour produire une divulsion complète; il n'en est pourtant rien et voici pourquoi,
une simple comparaison permettra d'en saisir plus facilement la raison : si on s'efforce de déchirer avec les
doigts une étoffe un peu résistante en agissant par un
mouvement de torsion sur un de ses bords, on sait qu'il
faut déployer une force de beaucoup plus considérable
que si on a légèrement incisé ce même bord. Eh bien, il
en est de même dans la *divulsion rétrograde ;* la disposition
conique qu'affecte la partie dilatante de l'instrument,

fait que plus on l'attire à soi et moins la résistance est grande : aussi lorsqu'on est arrivé au degré le plus élevé de la dilatation, les tissus qui ont déjà subi de légères déchirures cédent-ils bien plus facilement à l'action du divulseur. En outre il faut savoir que la force qu'on déploie pour faire plier les lames équivaut le plus souvent à 12 ou 15 kilogrammes. Quelle est la stricture qui ayant déjà subi un écartement forcé du plus du double de son diamètre, est capable d'une résistance aussi considérable?

Maintenant, il est un autre fait dont il est important de tenir compte, c'est que lorsque le rétrécissement est très-étroit, l'introduction de la poire qui termine le divulseur prépare de beaucoup les voies en faisant subir aux parois du point rétréci une dilatation forcée, réduite il est vrai à sa plus faible expression, et rendue facile par la présence de la bougie conductrice, et par la disposition conique du renflement. On pourrait donc dire avec une certaine raison que le procédé opératoire que nous préconisons se compose de deux temps : 1° d'une très-légère *dilatation forcée* d'avant en arrière; 2° de la *divulsion rétrograde* proprement dite.

La divulsion rétrograde est-elle applicable à tous les rétrecissements? Certainement non : car la première condition nécessaire à son emploi c'est d'abord la possibilité de l'introduction de la bougie conductrice et ensuite du divulseur lui même. Or on sait que les rétrécissements de cause traumatique sont le plus souvent compliqués d'une déviation du canal, qui s'oppose à la progression des instruments rigides ou qui demande en tout cas un temps considérable pour que l'on puisse rendre au canal sa direction normale. Ce ne sera donc dans ce cas que par suite de manœuvres répétées avec les bougies dilatatrices qu'on pourra pratiquer la divulsion rétrograde. Mais, comme nous l'avons dit, le principal avantage de la divulsion rétrograde est son instantanéité aussi chaque fois que malgré l'introduction de la bougie conductrice on éprouvera une difficulté trop grande à introduire à sa suite le divulseur rétrograde, devra-t-on renoncer à employer cette méthode de traitement et recourir à la galvano-caustique chimique.

Disons que si le canal est simplement rétréci sans déviation considérable produite par des pertes de substance dues à une cause traumatique, l'introduction du divulseur ne présente aucune difficulté. Il s'ensuit donc que lorsque la stricture est de nature inflammatoire ou cicatricielle simple sans causes traumatiques, la divulsion rétrograde est parfaitement indiquée. Il est bien évident que lors même que l'obstacle serait le résultat de violences exercées sur les voies urinaires, du moment où il est possible d'introduire l'instrument, on doit faire usage de notre méthode.

Il est rare du reste que l'on ne puisse introduire le divulseur du moment ou la coarctation se laisse franchir par une bougie conductrice quelque fine qu'elle soit.

La *divulsion rétrograde* présente sur tous les procédés connus des avantages vraiment incontestables :

1° Douleur très-courte, tellement rapide que jamais les malades ne s'en sont plaints.

2° Avantage immense sur la divulsion d'avant en arrière de n'agir que sur le rétrécissement lui-même, en ne fatiguant point les autres régions du canal.

3° On n'est *jamais* forcé en employant ce procédé opératoire de débrider le méat, que du reste on n'est jamais exposé à dilacérer ni même à dilater douloureusement.

4° Le résultat obtenu est immédiat, et si l'on introduit quelques bougies plusieurs jours après l'opération c'est plutôt pour faire constater au malade les résultats obtenus que pour calibrer le canal.

5° Tandis que la galvano-caustique chimique, l'uréthrotomie, la dilatation progressive, la cautérisation exposent à des récidives à courte échéance, la divulsion rétrograde ou antérograde produit des effets sinon absolument persistants (ce qu'il n'est pas permis d'affirmer d'une façon absolue aussi bien pour un procédé que pour un autre), du moins plus durables de beaucoup que ceux qu'on obtient par ces opérations.

6° *Innocuité du procédé*. Nous sommes, croyons-nous, en droit d'affirmer cette proposition puisqu'à notre connaissance sur près de 60 opérés nous n'avons eu aucun accident à enregistrer. La quantité de sang perdu par nos malades après l'opération a toujours été plus qu'insignifiante, et l'on peut en moyenne l'évaluer à 12 ou 15 gouttes.

Nous avons du reste tout lieu de croire que s'il nousa été permis d'obtenir par la divulsion de si remarquables résultats, et si nos malades n'ont jamais été atteints par les complications malheureusement si fréquentes de toute opération pratiquée sur l'urèthre, cela tient aux prescriptions suivantes que nous leurs faisons toujours religieusement exécuter.

Dès que l'instrument divulseur est retiré du canal, nous faisons avec une petite seringue en verre une injection d'huile dans l'urèthre afin d'isoler autant que possible les parois lésées par l'opération du contact des urines, puis nous introduisons une sonde en gomme à bout olivaire n° 18 ou 20 que nous laissons à demeure. Le malade doit rentrer chez lui et se coucher (si l'opération a été faite dans notre cabinet, ce qui arrive le plus souvent); il doit de plus éviter le moindre refroidissement, et prendre immédiatement un paquet de 0,50 centigrammes de sulfate de quinine dans une cuillerée de café noir.

Puis, afin d'enlever à l'urine toute propriété septique, dans le cas où ce liquide viendrait à filtrer entre les parois de la sonde et le col vésical, nous conseillons une décoction légère de chiendent, réglisse, graines de lin et avoine, additionnée par litre de 5 grammes de nitrate de potasse, et édulcorée avec le sirop de térébenthine. — Bouillons et potages.

Le lendemain matin, nouvelle dose de quinine, et enfin, vingt-quatre heures après l'opération, nous enlevons la sonde, en prescrivant alors, ce qui est fort important, de boire *très-abondamment* de la tisane indiquée. Au bout d'une huitaine de jours, nous passons quelques bougies d'acier à trois ou quatre reprises, en laissant le malade se reposer deux ou trois jours entre chaque séance. Nous le répétons, cette série de dilatations n'est presque jamais nécessaire, aussi nous arrive-t-il le plus souvent de laisser le malade vaquer à ses occupations quatre ou cinq jours après la divulsion. Il nous a été permis, dans quelques cas, de laisser l'opéré reprendre le cours de sa vie habituelle quarante-huit heures, après la destruction de sa stricture, sans qu'il en soit résulté rien de fâcheux.

OBSERVATION Iʳᵉ.

Coutant, 58 ans, ancien contre-maître de la maison Charrière pendant plus de vingt ans (22, rue Saint-Jacques), n'a jamais contracté ni blennorrhagie ni syphilis. A toujours éprouvé, même enfant, une certaine gêne pour uriner.

En 1837, étant soldat, il est pris subitement d'une rétention d'urine; le Dʳ Moulin pratique sans difficulté le cathéthérisme. Depuis cette époque, le sieur C... est forcé de temps en temps de se servir d'une sonde en gomme.

En 1842, sous le coup d'une rétention d'urine, le malade va consulter M. Mercier, qui est plus d'une heure avant de pouvoir introduire une bougie n° 6. Ce chirurgien soumet pendant plus de six semaines le malade à la dilatation progressive, et constate l'existence d'une valvule prostatique.

En 1860, M. Caudmont conseille au sieur C... de se laisser uréthrotomiser; mais, sur le refus du malade, il pratique la dilatation progressive pendant deux mois. Ce procédé semble avoir rendu au canal sa perméabilité primitive pendant quelques années; mais le jet de l'urine ne tarde pas à diminuer de jour en jour, malgré les cathétérismes pratiqués par le malade, qui est forcé de descendre graduellement l'échelle de la filière métrique jusqu'au jour où il lui est impossible d'introduire une sonde très-fine.

Le 6 avril, nous constatons chez le sieur C... l'existence d'une stricture de nature fibreuse siégeant à 14 centimètres du méat; nous mettons plus de trois quarts d'heure à franchir cet obstacle avec une bougie, en gomme n° 4, que nous laissons à demeure.

Le lendemain, assisté d'un de nos confrères les plus distingués de l'armée, M. le Dr Bouloumié, nous réussissons à introduire notre *divulseur* rétrograde, après l'avoir vissé sur la petite bougie qui est, du reste, fort serrée dans l'angustie. Immédiatement après la divulsion, nous introduisons aisément une sonde olivaire n° 20. Peu ou point de douleur; cinq ou six gouttes de sang seulement.

Quarante-huit heures après l'opération, le malade urine librement, et il nous est même permis de confimer le diagnostic de M. Mercier touchant la valvule prostatique. Quelques bouteilles d'eau de Vittel suffirent à parfaire la guérison, en rendant à la vessie sa tonicité normale. Vu le peu de gêne que lui occasionne sa valvule du col, nous conseillons au sieur C... de s'en tenir là, nous réservant d'intervenir plus tard, lorsque nous le croirons opportun.

OBSERVATION II.

B..., 36 ans, mécanicien; deux blennorrhagies, la dernière il y a treize ans; elles ont été mal soignées. Suintement habituel pendant quelques années. Depuis sept ans environ, le malade s'aperçoit qu'il urine moins facilement. Il y a six ans, rétention d'urine pendant douze heures, qui cède à un cathétérisme et à l'usage de bains et de tisanes.

Le sieur B... vient nous consulter le 4 janvier. Nous constatons à 13 centimètres une stricture que nous parvenons à franchir sans trop de difficulté avec le n° 8;

aussi commençons-nous à traiter le malade par la dilatation progressive, qui semble marcher régulièrement; mais, dès que ce procédé permet aux urines de couler assez librement, le sieur B... cesse de venir, empêché qu'il en est par ses occupations.

Au bout de cinq semaines, le jet diminue progressivement de grosseur; aussi, le 15 avril, constatons-nous qu'elles ne coulent plus que goutte à goutte, et mettons-nous plus d'une demi-heure à introduire une bougie n° 6. *Divulsion rétrograde.* Immédiatement après l'opération, introduction facile d'une sonde olivaire n° 22. Douleur insignifiante. A peine une cuillerée à café de sang.

Le 19. Le sieur B... reprend ses occupations, pissant à plein canal sans la moindre souffrance.

OBSERVATION III.

L..., 25 ans, artiste peintre. Jamais de blennorrhagies ni de syphilis.

En 1864, en faisant des restaurations à des peintures murales, chute d'une échelle très-élevée. Cet accident force le malade à garder le lit pendant une huitaine de jours. Depuis cette époque, légères difficultés à uriner, la vessie ne semble jamais se vider complétement.

Il y a quatre mois environ que le jet semble diminuer journellement; il ne tarde pas à devenir filiforme, et, lorsque le malade vient nous consulter, les urines ne coulent plus que goutte à goutte (1er mars).

C'est en vain que, dans une première séance, nous essayons d'introduire dans le rétrécissement, qui siége à

14 centimètres, la bougie la plus fine, quelles que soient les manœuvres employées pendant plus d'une heure.

Le lendemain, après bien des tâtonnements, et grâce à l'emploi du porte-empreinte de Ducamp, nous finissons par pousser jusque dans la vessie une bougie n° 5.

Divulsion rétrograde. Un dé à coudre à peine de sang. Douleur vive, mais très-courte. Passage immédiat d'une sonde n° 18. Léger mouvement de fièvre.

Aujourd'hui, 26 mars, guérison complète.

OBSERVATION IV.

C..., 51 ans, employé, nous est adressé par notre confrère et ami le D' Dourlen. 3 blennorrhagies, la dernière il y a douze ans, chancre mou il y a vingt-cinq ans; le malade a fait usage d'injections très-caustiques et a été affecté pendant de longues années d'un écoulement uréthral revenant à certaines époques par les changements de temps. Depuis trois ans difficultés à uriner, depuis six mois les urines ne sortent plus, tantôt que goutte à goutte, tantôt par un tout petit jet; il existe en même temps un léger écoulement séro-purulent. Les envies d'uriner sont fréquentes; la nuit, toutes les demi-heures, le sieur C. est forcé de se lever pour les satisfaire. Rétrécissement à 13 c. 1/2 constaté le 26 février. Introduction relativement facile d'une bougie n° 7, qui est très-serrée. *Divulsion rétrograde*, presque pas de douleurs : 5 ou 6 gouttes de sang seulement. Nous introduisons une sonde n° 20. Aujourd'hui, 23 mars, le sieur C..., urine à plein jet.

OBSERVATION V.

M..., 42 ans, facteur à la poste aux lettres.

2 blennorrhagies, la dernière en 1854, soignées à l'hôpital militaire; suintement habituel; depuis 1865 diminution du jet des urines.

Le 5 février, le malade vient nous consulter au Dispensaire; il n'urine plus que goutte à goutte et quelquefois il est même forcé d'attendre au moins un quart d'heure pour vider sa vessie.

Rétrécissement à 8 centimètres, se laissant franchir par une bougie n° 6; *divulsion rétrograde*, douleur insignifiante, quelques gouttes de sang seulement; passage immédiat d'une sonde n° 23.

Le 18. Nous passons une bougie d'étain n. 44 de la filière Beniqué , et le 1er mars dans une même séance nous introduisons sans déterminer aucune douleur, six bougies de la même filière du n° 44 au n° 50. Le sieur M..., urine librement à plus de 1 m. 50 cent.

OBSERVATION VI.

C..., 70 ans, mécanicien-ingénieur. Jamais de blennorrhagie; chancres non infectants il y a plus de quarante ans. Depuis sept à huit mois, difficulté à opérer la miction; prostate peu volumineuse; le jet est très-fin et sort en fourche.

Le 16 avril. Nous constatons chez ce malade l'existence de deux strictures à 0,11 et 0,14 centimètres; le premier de ces obstacles beaucoup moins étroit que le second, introduction d'une bougie n° 6; *divulsion rétrograde*. Le malade n'accuse pas de douleur et dit n'avoir éprouvé qu'un sentiment de traction légèrement pénible; quelques gouttes de sang ; le divulseur est à peine retiré que l'urine jaillit par un jet très-volumineux, sonde n° 20. Au bout de quinze jours, deux séances de dilatation avec les bougies Béniqué du n° 42 au n° 52 ; guérison complète. Le sieur C. dit n'avoir jamaisaussi bien uriné.

OBSERVATION VII.

L..., 58 ans, peintre en bâtiments.

N'a jamais eu ni blennorhagie ni aucun accident vénérien ; a toujours parfaitement uriné. Au mois de décembre 1869, il fit une chute violente, en tombant d'une échelle haute de plus 5 mètres; le corps porta sur le périnée, après avoir rebondi plusieurs fois. Immédiatement après l'accident, hémorrhagies considérables par le rectum et l'urèthre. Le malade est parfaitement soigné, mais les urines restent sanglantes pendant quatre jours, alors que l'hémorrhagie intestinale était totalement arrêtée.

Depuis cette époque, difficultés de plus en plus grandes à opérer la miction ; de temps en temps les urines sont teintées de sang, et leur passage détermine de vives douleurs. Cet état va en empirant de telle façon qu'au mois de février 1870 les urines ne sortent plus que goutte à goutte, elles s'arrêtent même à trois ou quatre reprises pendant six ou sept heures. Sur le conseil d'un pharmacien, le malade fait usage d'une décoction d'*alkékenge* dans du vin blanc, moyen qui aggrave son état; car, au bout de quelques jours, il s'aperçoit que ses habits sont mouillés dans le jour sans qu'il le sente; l'incontinence des urines ne tarde pas à avoir lieu la nuit, et le liquide devient purulent et fétide, tachant le linge et laissant déposer un sédiment brunâtre, aussi le sieur L..., est-il forcé de se munir d'un urinal.

Nous voyons le malade le 6 juin pour la première fois ; nous constatons l'existence d'un rétrécissement considérable siégeant à 0,13 centimètres du méat, obstacle qu'il nous est impossible de franchir dans une première séance que nous ne voulons pas prolonger de crainte de fatiguer le patient.

Le 7 juin. Après de longues tentatives nous finissons par introduire une bougie filiforme en gomme n° 5, l'instrument est très-serré, mais les douleurs sont si vives qu'après l'avoir laissé en place pendant quelques minutes, nous le retirons.

Le 8. Le sieur L. nous dit uriner un peu plus facilement, nous introduisons en effet une bougie n° 8, qui joue assez facilement dans l'angustie; essais infructueux pour introduire le *divulseur rétrograde*. Nous constatons que ces difficultés tiennent à une déviation considérable du canal qui, ainsi qu'il arrive le plus fréquemment dans les strictures de cause traumatique, constitue l'obstacle le plus sérieux à l'introduction des instruments.

Les 9 et 10. Frissons et fièvre.

Le 11. Les urines sortent plus facilement, quoique toujours goutte à goutte, l'incontinence a cessé, et le malade a quitté son urinal; nous introduisons une bougie en gomme n° 8, que nous laissons à demeure en recommandant au malade d'uriner par dessus.

Le 13. Nous retirons la bougie et laissant le sieur

L..., reposer jusqu'au samedi 18, nous introduisons ce jour-là une sonde à bout olivaire n° 9, que nous laissons à demeure jusqu'au lundi 20 ; *divulsion rétrograde* facile, un peu de douleur lors du premier temps de l'opération, sentiment de traction *pénible* (*sic*) et instantanée lors de la divulsion, 5 à 6 gouttes de sang. Sonde à demeure n° 20, aisément introduite, et retirée le mercredi 22, pas de fièvre ni de douleurs.

Le malade urine aujourd'hui librement ; nous avons pu passer (2 juillet) une bougie n° 23 sans déterminer de douleur.

Cette observation est très-intéressante en ceci, qu'elle démontre que, dans le cas de rétrécissement traumatique, si l'on veut réussir, il est toujours prudent de bien se rendre compte de la disposition de la barrière uréthro-vésicale avant de tenter de faire usage d'aucun des procédés opératoires conseillés, aussi bien la divulsion que l'uréthrotomie ou que la galvano-caustique chimique. Il est évident que, si nous n'avions point agi avec une grande prudence, nous eussions pu déterminer des accidents sérieux en voulant, quand même, opérer dans la première séance. Nous le répétons, chaque fois que la stricture est de nature traumatique, il faut être fixé d'une manière très-précise sur la disposition de l'obstacle, afin d'éviter de fausses manœuvres.

Observation VIII.

R...,68 ans, ancien banquier, a contracté une blennor-rhagie il y a cinquante ans, mal soignée, qui a laissé à sa suite un suintement habituel contre lequel, en 1829, un médecin conseilla des injections *très-caustiques*. Ce moyen ne réussit du reste qu'incomplétement à tarir l'écoulement. Petit à petit, de 1829 à 1834, l'émission des urines se fait moins librement; enfin, la gêne éprouvée par le malade devient telle qu'il va consulter Dubouchet à la fin de 1834. Ce praticien constate l'existence de deux rétrécissements, l'un dans la région pénienne et l'autre à la région membraneuse. Cautérisation au nitrate d'argent. En cinq ou six séances, les deux strictures sont détruites, et le malade urine librement. *Pendant plus de dix ans* néanmoins, Dubouchet passa de temps en temps des bougies.

Il n'y a qu'un an que le sieur R... s'aperçoit qu'il urine aussi mal, la nuit que le jour; il est forcé d'attendre ses urines pendant quelques minutes; envies fréquentes d'uriner. Enfin, depuis cinq à six mois, les urines ne sortent plus que goutte à goutte, et, le 3 mars 1870, atteint depuis treize heures d'une rétention d'urine, le malade vient nous trouver. Rétrécissement à 13 centimètres. Introduction après un quart d'heure de tentatives d'une bougie conductrice n° 6 médiocrement serrée. *Divulsion rétrograde.* Le malade n'accuse pas de douleurs. Quelques gouttes de sang. L'urine sort à plein jet en déterminant une légère cuisson. Sonde à demeure n° 20. Pas de fièvre.

Le 5 mars, nous retirons la sonde; les urines jaillissent à plus de 1 mètre 50. Guérison complète le 15 avril. Nous introduisons une bougie d'étain Béniqué n° 46.

OBSERVATION IX.

R..., 40 ans, valet de chambre, opéré par Heurteloup, en 1860, d'une stricture de la région pénienne. Cet homme a contracté plusieurs blennorrhagies qui ont été soignées étant au régiment, et, rentré dans la vie civile, au moyen des injections au nitrate d'argent.

Nous constatons, le 8 mai, à 11 centimètres et demi, l'existence d'un obstacle très-résistant, d'une étendue de plus de 1 centimètre, qui ne se laisse franchir avec peine que par une bougie n° 7.

Les urines sortent tantôt par un jet filiforme en arrosoir, tantôt goutte à goutte. Le malade nous supplie de le débarrasser immédiatement, *coûte que coûte*, car il doit partir dans cinq jours pour le Brésil, avec un maître au service duquel il désire vivement rester. Le sieur R... nous est envoyé par un de nos malades que nous avons opéré au moyen du divulseur de Holt modifié, et qui a pu reprendre ses occupations quarante-huit heures après l'opération.

Divulsion rétrograde. Un dé à coudre de sang. Douleur insignifiante. Sonde à demeure n° 22. Le malade, qui a beaucoup de courses à faire, a ressenti si peu de douleur, et la sonde le gêne si peu, que, malgré nos prescriptions, il vaque à ses occupations le lendemain de l'opération. Le soir, *frissons violents*. (Sulfate de quinine, boissons diurétiques en abondance; frictions stimulantes sur tout le corps.) Les accidents cèdent à l'emploi de ces moyens, et, le 15 mai, le sieur R..., dans le canal duquel nous passons aisément et sans déterminer de douleur une bougie d'étain n° 44, quitte Paris pour s'embarquer.

Nous croyons inutile de citer un plus grand nombre d'observations; nous avons choisi, en effet, sur les malades que nous avons opérés par ce procédé les cas les plus intéressants de notre pratique de la ville et du dispensaire.

Les médecins, nos confrères, qui voudraient par eux-mêmes se rendre compte de la valeur du procédé opératoire que nous préconisons, pourront s'édifier facilement à ce sujet en nous faisant l'honneur d'assister à nos consultations et aux opérations que journellement nous pratiquons à notre clinique.

FIN.

Paris. A. Parent, imprimeur de la Faculté de Médecine, rue M^r-le-Prince, 31.